胖除痰湿 瘦祛火

PANG CHUTANSHI
SHOU QUHUO

孔繁祥◎编著

化学工业出版社
·北京·

图书在版编目（CIP）数据

胖除痰湿瘦祛火/孔繁祥编著. —北京：化学工业出版社，2017.5（2023.2重印）
ISBN 978-7-122-29271-1

Ⅰ.①胖… Ⅱ.①孔… Ⅲ.①养生（中医）—基本知识 Ⅳ.①R212

中国版本图书馆CIP数据核字（2017）第048163号

责任编辑：贾维娜　　　　　　　　装帧设计：史利平
责任校对：宋　玮

出版发行：化学工业出版社（北京市东城区青年湖南街13号　邮政编码100011）
印　　装：中煤（北京）印务有限公司
710mm×1000mm　1/16　印张13　字数230千字　2023年2月北京第1版第11次印刷

购书咨询：010-64518888　　　　　　　　售后服务：010-64518899
网　　址：http://www.cip.com.cn
凡购买本书，如有缺损质量问题，本社销售中心负责调换。

定　价：36.80元　　　　　　　　　　　　　　　版权所有　违者必究

前言

如今减肥成风,不仅是爱美的女性常常谈论减肥,很多男性也热衷于此。减肥成风的同时,有些人却因为身体过于消瘦、单薄而苦恼。由此,有人想要减肥,而有人则要增肥。不管是减肥,还是增肥,其中都不乏成功者,也不乏失败者。成功者且不必说,单说失败者,个中原因大多是没能抓住减和增的根本。

先来说说肥胖者。造成肥胖的原因有很多,痰湿就是其中之一,我们常说的"喝凉水都长肉"多是痰湿作祟。痰湿有广义和狭义、有形和无形之分。狭义的痰湿指肺部渗出物和呼吸道的分泌物;广义的痰湿指机体水液代谢失常,形成的病理产物、疾病变化过程和临床症状。有形的痰湿就是我们平常可以见到的能够咳出的痰;无形的痰湿指的则是作用于人体产生各种症状和体征,比如恶心、呕吐、泄泻等。我们在此说的就是广义的痰湿,属于体质的一种,是水液内停而痰湿凝聚,以黏滞重浊为主要特征的体质状态。

人体内水液的生成、输布以及排泄是一个相当复杂的过程,脾、胃、肺、肾等脏腑在其中起着重要的作用。

脾负责运化,布散、转输津液,以使津液该营养的营养,该排出体外的排出体外；肺起着通调水道的作用，一方面开合腠理，调节汗液排泄，另一方面将水液下输到肾和膀胱，化生为尿液排出体外；而膀胱是否能正常将尿液排出体外，还要依赖于肾的气化功能，只有肾的气化功能正常，才能将清者继续蒸化以营养全身，而将浊者化为尿液，排出体外。

由此就能看出，如果脾、肺、肾等脏腑功能失常，津液就不能正常布散、转运，不管是营养全身的，还是要排出体外的，都可能聚集在一处。中医有"湿聚成痰"的理论，即津液聚集时间长了，就成了痰湿。

此外，中医有"胖人多痰湿"的说法，痰湿体质是一种比较常见的体质类型，以体型肥胖，尤其是腹部肥满松软，肉如棉絮、软塌塌的为特征。且《黄帝内经》中有"消瘅仆击……肥贵人则膏粱之疾也"的说法，说的是肥胖者多长期而过量饮食膏粱厚味（肥肉和细粮，泛指口味重、油腻的饭菜），以致脾胃损伤，不能运化水谷精微及水湿，湿聚生痰。《张聿青医案》更是明确指出"形体丰者多湿多痰"，即表明形体肥胖的人多属于痰湿体质。

痰湿体质者多肥胖仅是一个方面，同时这种体质者还容易患高血压、糖尿病、高脂血症、哮喘、痛风、冠心病、代谢综合征、脑血管疾病等。常见的现代病中风其实也有痰湿的病因在其中，金元时期著名医家刘完素认为"肥人多中风者"，就是因为痰湿长期郁积在体内化热化火，或者上扰头窍，或者在经络中流窜，致使中风等病症的发生。

其实，让我们来简单阐述一下痰湿的形成，大家就会清楚胖者多痰湿的道理。痰湿形成之后，在体内并不规矩，它会随着气的运行到处流窜，停留在肝脏中就成了脂肪肝，停留在腰中就成了将军肚、水桶腰，泛溢在肌肤、肌肉间，就会导致面部、四肢水肿、臃肿。因此，痰湿体质的人也就往往看上去显得肥胖了。

由此可见，肥胖者想要成功减肥，就需要从祛除痰湿的根本上入手。

下面再说说瘦人多火。"火"是人赖以生存的生机，就像世间万物都依赖太阳的温煦，人体也需要"火"的温煦。这团"火"也就是我们体内的元气、阳气，它们不仅让身体各项机能处于正常运转的状态中，而且还保障了人体的健康。所以说，人体没有"火"就没了生机。但是"瘦人多火"，这里的"火"指的是火邪，是气太盛、太多了，平时大家说的上火即属于这种现象。没"火"不行，"火"太多了也不行。

"瘦人多火"出自《妇人良方》，是中医因形诊治疾病的思路之一。瘦人之所以瘦，多是因为精血、津液等物质不足，阴血等液态物质亏虚，阴虚不能克制阳气，脏腑机能偏于阳亢有余，所以出现火大的问题。而且瘦人又容易感受温热阳邪，使脏腑功能亢进，由此也容易出现火热病症。所以，临床针对身体偏瘦者，在诊病疗疾时，常从体内是否有火的角度加以考虑。徐春甫在《古今医统大全》中说道"瘦人眩晕，血虚有火"，表明瘦人容易出现眩晕的症状，多是因为血虚有火所致。因此，在对待体瘦之人时，多滋阴清热，用药也多偏于寒凉之品，以清热泻火或者滋阴降火为主。

找到了肥胖、消瘦的原因，固然可以让减肥、增肥变得简单，但是也要懂得一些方法。本书就为大家详细而具体地介绍一些除痰湿减肥以及祛火增肥的方法，这些方法科学实用、简单易操作，非常适合痰湿体质的肥胖者以及有火邪的消瘦者保健养生借鉴。

编著者
2017年春

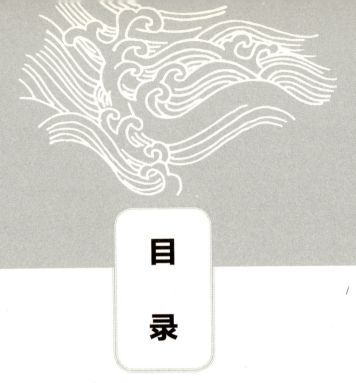

目 录

⤳ 上篇　胖人除痰湿减肥

第一章　痰湿属阴寒体质，补阳温阳宣散痰湿帮你瘦 / 2

　　阳气，护佑全身、除痰湿的治病良药 / 3

　　生姜温燥，补阳宣散痰湿最好用 / 5

　　陈皮辛香温燥，除湿化痰起效快 / 8

　　肉桂振奋脾肾阳气促排痰湿 / 10

　　黑胡椒温胃消痰湿最让人爱 / 13

　　艾灸升阳化湿，可消痰提气 / 15

　　疏通阳经畅通阳气暖身体 / 17

　　多晒太阳散湿气、振奋阳气 / 19

第二章　健脾利湿化痰，减肥瘦身的根本 / 21

脾弱是痰湿生成之源，健脾强脾除邪瘦身 / 22

薏米健脾除痰湿，是瘦身的"行家" / 23

党参、白扁豆为伍，中焦痰湿轻松除 / 25

白术是健脾燥湿的必用品 / 27

善用茯苓，让"湿无从生，痰无从聚" / 29

荷叶能悄然带走恼人的赘肉 / 31

香橼是化痰除湿的佳品 / 33

"三宝茶"最适宜"三高"肥胖者常饮 / 35

"瓜类"中藏有祛湿消肿的"减肥明星" / 37

高粱是燥湿祛痰的健脾"五谷之精" / 40

二陈汤，燥湿化痰的经典名方 / 42

在推拿保健中轻松除痰湿 / 44

第三章　补肾利湿除水肿，帮你消除恼人的"病态肥" / 47

肾主水，强肾补肾让水湿正常输布、排泄 / 48

玉米须煮茶，是非常好的减肥瘦身饮料 / 50

竹笋化痰"利水道"可消肿瘦身 / 52

"赤豆鲤鱼汤"让湿邪从小便溜走 / 54

痰湿者要多吃"海产品" / 57

热水泡脚简单除湿祛水肿 / 60

第四章 肺贮痰，调水道，宣肺清肺除痰湿好减肥 / 62

"肺是贮痰之器"，宣肺养肺让痰湿快速消失 / 63

白芥子化痰逐饮，祛肺部、上焦的痰湿效果好 / 65

桑白皮宣肺利水，可"下病上治" / 67

桔梗宣肺气，是祛痰排脓的良品 / 69

紫苏子善治咳嗽痰多，是祛痰湿的佳品 / 72

枳实，长于破滞气的行痰湿药 / 74

白果有小毒，适量食用有利痰湿有热者 / 76

薤白是宣肺化痰的美味野菜 / 78

金荞麦不起眼，清肺化痰湿可拿手 / 80

鱼腥草清肺除湿，利尿通淋 / 82

第五章　生活"小细节",祛痰化湿养成瘦身好习惯 / 85

测试:你属于痰湿体质吗 / 86

夏季饮食起居不要给身体"雪上加霜" / 88

秋冬不要跟风进补助痰湿 / 90

"酸甘化阴",酸、甜味食物助长痰湿要少吃 / 92

暴饮暴食让美味食物都成了"痰湿垃圾" / 94

"不吃早餐吃夜宵"早晚聚痰湿 / 96

有痰湿"懒得动",越不动痰湿越重 / 98

↷ 下篇　瘦人祛火邪增胖

第一章　瘦人有火分虚实,祛火要对症 / 102

火有虚实之分,"实降泻、虚清补" / 103

阳气盛为实火,清热降火帮你增重 / 105

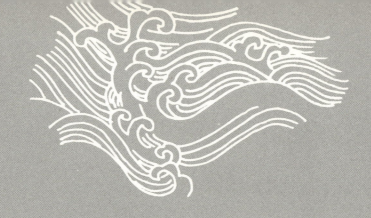

心情抑郁肝阳亢盛，疏肝理气让瘦人变肥壮 / 107

阴虚致虚火上浮，滋阴养阴身才安 / 109

衰老提前至，阴虚火旺是主因 / 111

老年人易虚热，清热补虚颐养天年 / 113

第二章　胃强脾虚能吃还清瘦，清胃补脾让你胖起来 / 116

胃火大脾气弱，吃再多也胖不起来 / 117

卷心菜清热解毒，胃火大者可常吃 / 120

每天一杯"甘蔗汁"，脾胃都舒坦 / 122

白菜清热除烦可养胃 / 124

"胃强脾弱"，多吃山药准没错 / 126

常饮"藿香薄荷茶"，脾胃健康身体壮 / 129

"金银花茶"清热不伤胃，最适合胃火旺的人饮用 / 132

大黄妙用可泻胃火调气血 / 134

"陈皮茶"清胃调脾，胃强脾弱者宜饮用 / 137

"增肥汤"清热除湿提升消化力 / 139

第三章 瘦人多阴虚火旺，滋阴养阴让瘦人不干巴 / 141

瘦人们大多在饱受阴虚之苦 / 142

血虚有火，食疗补血是滋阴增肥的关键 / 145

鸭肉养阴，瘦而有火者常吃身体壮 / 148

甲鱼炖汤服用，瘦弱有火者最适宜 / 151

酸枣仁"助阴气"除烦，"令人肥健" / 154

玉竹、沙参配伍，滋阴降火人更丰美 / 156

"二冬"常入膳，阴强火弱人丰润 / 158

"叩齿吞津"，充沛阴津浇灭瘦人的虚火 / 161

每天练练"静养功"最能滋阴长肉 / 163

第四章 四季吃得好，五脏无火不消瘦 / 165

粗粮四季吃，祛火又强身 / 166

春季"天干"易上火，多吃应季蔬菜人水灵 / 168

春天肝火旺，试试龙胆草药膳降肝火 / 171

柏子仁滋心阴，夏季常吃没烦恼 / 174

"银耳百合莲子羹"秋季防治肺火最佳品 / 177

"地黄药膳方",冬季补肾阴祛虚火少不了 / 179

第五章　畅通经络,火气无处藏则身体健硕 / 182

经络不通,火气就"养成"了 / 183

捏捏肺经,肺清气爽没有火邪扰 / 185

敲敲心经,可清心火助睡眠 / 187

脾胃经"捆绑"敲打,强脾气、退胃火,人不消瘦 / 189

常敲肝经,让火气"旺"不起来 / 191

推推肾经疏通"肾水"灌溉全身浇灭火 / 193

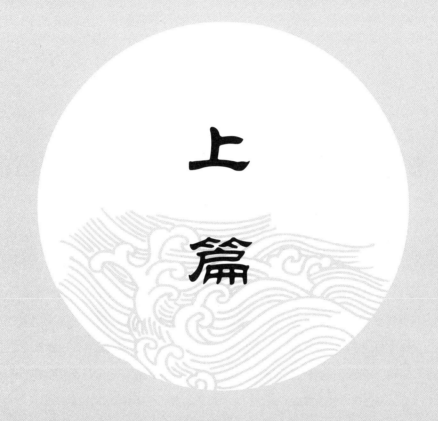

胖人除痰湿减肥

造成肥胖的原因有很多,痰湿就是其中之一,中医有"胖人多痰湿"的说法。痰湿体质是比较常见的一种体质类型,以体型肥胖,尤其是腹部肥满松软,肉如棉絮、软塌塌的为特征。这大多是因为长期过量饮食膏粱厚味(肥肉和细粮,泛指口味重、油腻的饭菜)等,以致脾胃损伤,不能运化水谷精微及水湿,使湿聚生痰所致。所以,胖人减肥首先要将体内的痰湿祛除。

第一章

痰湿属阴寒体质，补阳温阳宣散痰湿帮你瘦

我们之所以能够与大自然共处，经受它的严寒酷暑、风吹日晒、冰霜雪雨等而健康无恙，很大程度上是受到体内阳气的"庇护"。阳气就像天上的太阳一样温煦着整个身体，同时又像守卫城堡的士兵一样，与外界的"敌人"做着斗争。痰湿具有阴寒属性，正常情况下，它们会被阳气蒸腾散发；但是一旦阳气不足，无力抵御痰湿，反而会被不断削弱自身的力量，最终痰湿就会肆虐。因此，对付痰湿，首先还要从补阳温阳入手。

阳气，护佑全身、除痰湿的治病良药

如果你本身属于痰湿体质，且身体较为肥胖，就会有一大特征，那就是稍微一动就出汗。大家可能会说，胖人都比较怕热，出汗现象正是怕热的表现。其实，胖人怕热没错，但是胖人自身却并不一定"热"。

万物生长依赖于太阳的温煦，而体内也有一轮"小太阳"，它就是阳气。没有太阳，万物就失去了生机，而缺少了阳气，身体就像一座塌了城墙的城堡，将自己赤裸裸地呈现在敌人的眼皮子底下，而这个敌人就是致病的邪气。之所以这样说，是因为阳气如同卫兵一样，分布在肌肤表层，负责抵御一切外邪，保卫人体的安全。因此，不管是谁，只要体内阳气旺盛，身体得到护佑，就能百病不侵，保持健康的状态。

但是，阳气就像存在银行的货币一样，每天支取一点儿，日久天长，总有一天会支取完，而随着阳气逐渐被支取，对身体的保护作用也慢慢减弱，如此一来，病邪不断来袭，感冒、落枕、腰疼、腿疼、背疼等病症就出现了。

曾经有一位60岁的女性水肿病患者，主诉两个月来面部以及四肢水肿，按压时有明显的凹陷，且脘腹胀满，胸中嘈杂不适，经常感到口干，但不想喝水，不想吃饭，大便也不爽。诊查她的脉象沉缓，舌苔薄白腻。尿常规、心脏听诊以及心电图检查都没有发现异常。综合分析后考虑她的病症是因为脾阳不足、温化无力，致使水饮内停，方药选用具有温阳健脾、行气利水的"实脾饮"（由茯苓、炒白术、木瓜、草果仁、广木香、大腹皮、制附片、川厚朴、砂仁、炙甘草组成）5剂，每天1剂，服药后腹胀、水肿消失，口也不觉得干了，只是胸闷、食欲不振的现象没有得到改善，后来在上方的基础上进行加减，增加理气药，最终所有的症状都消失了。

上述案例就是因为阳气不足，而且是脾阳不足，致使水湿停聚在体内，导致湿邪泛滥，从而出现诸多不适症状。

中医将"风、寒、暑、湿、燥、热"称为六气，它们与人共存于自然界中，本是相安无事。但凡事都有度，如果这六种气太过了，就成了侵扰人体的病邪，此时如果体内的阳气稍有不足，它们可能就会乘虚而入。就拿痰湿来说，"痰"是一种病理产物，湿是致病邪气，湿侵袭身体后，不仅因为黏腻重浊的性质影响各脏腑组织的功能正常发挥，同时还会"聚湿成痰"，而成为痰湿体质形成的基础。但是如果体内阳气充足，就可以避免湿邪伤害身体，也让痰湿体质的形成少了机会。湿邪具有阴寒属性，它本身也在不断地消耗着阳气。

缺少了阳气的温煦，身体自然会感到冷，所以，对于痰湿型肥胖者来说提振阳气才是祛除痰湿的关键。宋代杨仁斋在《仁斋直指方》中记载"肥人气虚生寒，寒生湿，湿生痰……故肥人多寒湿"，这说明肥胖者多痰湿的根本原因是"气虚生寒"。清代叶天士也指出"夫肌肤柔白属气虚，外似丰溢，里真大怯，盖阳虚之体，惟多痰多湿……"阐明了肥胖者本虚标实的病理属性——气虚阳虚为本、多痰多湿为标。因此，补阳温阳就成了祛除体内痰湿的第一步。

举个例子来说，大雾弥漫，湿气很重，此时只要太阳一出，雾气消散，朗朗晴空就出现了；而身体，"湿聚为水，积水成饮，饮凝成痰"，水湿积聚过多就会变成饮，饮聚集久了，慢慢会变成痰。但如果阳气充足，就能化痰为饮，饮随气行，最终化成水气，痰就消了。

所以说，阳气可护佑全身，防止病邪侵袭，同时也是祛除体内痰湿的关键。日常生活中，我们一定要注意保护阳气，尽量避免损伤阳气的行为，比如熬夜、过食寒凉食物等。

从中医辨证分型的角度来说，痰分为多种，比如寒痰、风痰、热痰、燥痰、湿痰等，本书只针对水湿停聚所致的痰湿体质而言，尤其是通过补阳温阳除痰湿，一定是针对与此有关的湿痰来说的，寒痰也属于阳气不足、体内津液凝聚成痰所致，因此，通过提振阳气也可以得到改善。大家在实际应用中还需辨证对待。

减肥除湿小妙招：多喝热水

多喝热水可以帮助身体将湿邪等排出体外。特别是夏季，大多数人习惯饮食大量寒凉食物，会加重体内的湿气。其实此时最好的降温方式是多喝热水，它不仅可以防暑降温，还可以促进体内的湿邪由毛孔排出体外，同时还可以让水分快速流入小肠被人体吸收，满足各组织器官的需要。

生姜温燥，补阳宣散痰湿最好用

有道是"早上三片姜，赛过喝参汤""家里备姜，小病不慌"，姜在养生保健中，是常被提及的食物，而对于痰湿体质肥胖者来说，姜就更不能少了。

在对付痰湿的过程中，需要一些温化通阳之品，以宣散痰湿。这是因为湿为阴邪，属性黏滞，此时只有通过温化通阳让水湿得以蒸腾，才能燥湿、除湿。不过这种温燥法又不能太过峻猛，以免体内的水液禁不住炙烤，最终耗伤体内阴津致使热邪、火邪生出。而适当吃点儿生姜，就能起到宣散痰湿的作用。

中医认为，生姜味辛，性温，归肺、脾、胃经，具有发表散寒、祛湿祛水、止呕祛痰、健胃消食等功效，主治中寒呕吐、咳逆痰饮等症。

生姜有助于祛痰湿、助阳驱寒，自然与它辛温香散的属性是分不开的。不过想要充分发挥这一功效也是有讲究的。有句谚语叫"冬吃萝卜夏吃姜，不劳医生开药方"，祛痰湿，更适合在夏季吃生姜。这源于人在夏季易多吃寒凉食物，也习惯用凉水冲澡，还喜欢在空调房纳凉等，如此便容易致使寒邪侵入体内，该排出的寒湿排不出，聚集在体内为痰湿的形成打下"坚实"基础。而适量吃生姜，不但可以驱除寒邪，同时还有助于肌肤腠理毛孔开泄，利于汗液等湿气的排出。

借助补阳的生姜来宣散痰湿，可以将其入膳，比如煮粥食用；也可以制姜汁糖食用，同样能起到温化寒痰的作用。

姜汁糖

原料：生姜汁1大勺，白糖250克，食用油适量。

制作方法：将白糖入锅，加水少许熬至较浓时，加入生姜汁调匀，再继续熬至用锅铲挑起即成丝状而不粘手时，将糖倒在大盆中（盆中四周及底部事先涂抹食用油），待稍冷时，用刀切成块，每日空腹时食用数块即可。

营养功效：健脾和胃，温化寒痰，止咳；适用于胃寒型老年慢性气管炎，症见咳嗽、多白痰、食欲不振以及呕吐、恶心等。

姜的用量可以根据痰湿的轻重决定，如果痰湿较重，肥胖明显，又不爱出汗，就可以多吃。对于嗜好抽烟、嗜酒的人，生姜的辣味可能会刺激喉咙，致使咳嗽难受的现象发生。因此，肥胖的痰湿者还是改掉抽烟、嗜酒的毛病为好。

其实还有一种特别简单的吃生姜的方法，将新鲜的生姜洗净切片后，贮存在装有醋的小瓶子中，每天早上起床后空腹先嚼上两三片即可。还可以将姜洗净后，带皮切片，泡入滚开的沸水中，几分钟后喝水吃姜片即可。如果觉得生姜的味道辛辣，难以下咽，为了调剂，可以在其中加入适量的红糖。

除了生姜以外，干姜也具有温脾助阳、燥湿祛痰的功效，不过它性热而燥，温阳守中、回阳通脉的功效更胜一等，阳虚严重、阴寒内盛而致痰湿者可用。放入汤、菜中作为佐料，或煮粥、泡茶均可。下面就为大家推荐一道干姜茶。

干姜茶

原料：干姜10克，红茶3克。

制作方法：将干姜洗净，切片水煎成汁，取250毫升沏泡红茶饮用，冲饮至味淡为止。每日1剂。

营养功效：温中散寒，回阳通脉；适用于心腹冷痛、肢冷、吐泻、寒饮咳喘、风寒湿痹以及阳虚所致的吐血、下血等症。

痰湿肥胖者头窍大多不通透，浑身不舒服，尤其是缺少运动的上班族更严重，情绪受此影响也不太平稳。但是如果每天喝上一杯干姜茶，或者直接用生姜泡茶，让身体微微发汗，情绪就会慢慢稳定下来，体重也能有效减轻。

减肥除湿小妙招：吃黄瓜鸡蛋

减肥除湿可以每餐只吃黄瓜、鸡蛋，连续坚持一周的时间，期间不要吃其他任何食物，只能饮用白开水。因为黄瓜中含有胶质、果酸和生物活性酶，可促进机体代谢，治疗晒伤、雀斑和皮肤过敏，还能清热利尿、预防便秘，尤其是新鲜黄瓜中含有的丙醇二酸，能有效抑制糖类物质转化为脂肪。鸡蛋则可以为身体补充所需的基本营养物质。

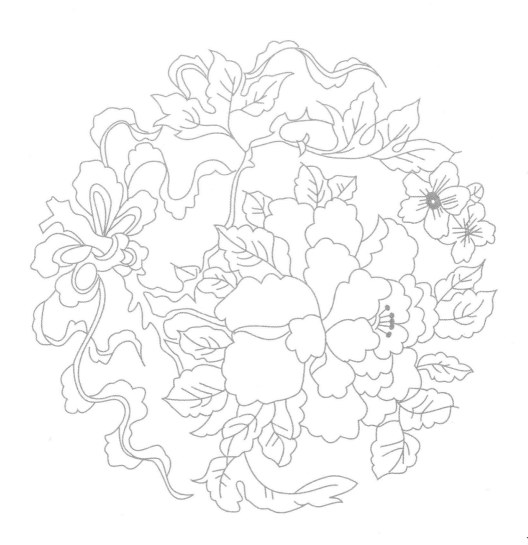

陈皮辛香温燥，除湿化痰起效快

说到陈皮，大家应该并不陌生，许多人在煮汤、做菜时，喜欢随手放上几片陈皮，不仅去腥解腻，还能提味，同时让汤水、菜肴更清新。不过陈皮的作用可不仅限于此，在除湿化痰方面它也发挥着良好的功效呢！

中医认为，陈皮味辛、苦，性温，归脾、肺经，具有理气健脾、燥湿化痰等功效，消化不良、胃部胀满、咳嗽痰多者，都可以用陈皮来调理。其实，历代名医在调理脾胃时，都喜欢用陈皮，不少中成药中都有陈皮的影子，比如"二陈汤""陈皮半夏汤"等，主药都是陈皮。汪昂在《医方集解》中更是说陈皮"辛能散，苦能燥能泻，温能补能和"，具有调和脾胃、畅快胸膈、导滞消痰、宣通五脏、理气燥湿等功效。

现代医学研究也发现，陈皮中含有大量的挥发油，这种物质对胃肠道有温和的刺激作用，有助于消化液的分泌，能排除肠道内的积滞之气，令食欲增强，同时还能使体内的痰液更容易咳出。

用陈皮和党参、茯苓一同煮粥，就是一道功效非常显著的除湿化痰粥。

陈皮参苓粥

原料：陈皮5克，党参10克，茯苓15克，小米100克。
制作方法：
1. 将各料洗净，茯苓研成粉末，党参、陈皮包入纱布袋中；
2. 小米淘洗干净，与药袋一同放入锅中，加水适量煮粥，待粥煮至半熟时，加入茯苓粉末，一边加一边不断搅拌，然后继续煮至粥熟即可。

营养功效：健脾和胃，祛湿利水，化痰。
觉得味淡的朋友可以加入适量白糖调味。
痰湿的肥胖者，在利用陈皮除湿化痰的同时，还可以充分利用它和其他食材一同搭配，起到减肥、降脂的功效。比如用陈皮和赤豆等一起煮水饮用，减肥、降脂效果就不错。

陈皮赤豆饮

原料：赤豆200克，陈皮5克。

制作方法：

1. 先将赤豆和陈皮洗净，用清水浸泡半小时；
2. 然后将赤豆放入锅中，加水适量，大火煮沸30分钟后，加入陈皮继续煮10分钟即可。

营养功效：利水消肿，减肥降脂。

体重偏重以及肠胃负担过重的人，都可以饮用此茶，尤其是节假日期间饮食多油腻，此时多饮此茶可以解决发胖与血压、血脂升高等问题。每天饭后半小时喝上一次，连续喝一周，就能起到很好的调节作用。在这道茶饮中，还可以加入荷叶、山楂、绿豆等。

秋冬季节容易出现咳喘、痰多的人，可以直接用陈皮泡水喝，能起到良好的止咳化痰作用。

历代中医用陈皮都有"陈久者良，鲜者不堪用"的说法。意思是陈皮贮藏的时间越久，燥湿化痰、理气等功效越好。这是因为如果贮藏的时间太短，燥烈的性质不能完全被祛除，通常在贮藏数年后，其燥烈的性质逐渐消失，成为不烈不燥、气味纯正浓郁的上佳陈皮。

减肥除湿小妙招：过午不食

对于上班族，尤其是工作强度相对较大的人来说，单纯用鸡蛋、黄瓜代替一日三餐显然比较困难，可以采用过午不食的减肥方法。也就是说过了下午三点就不再吃任何东西。因为夜间休息时，人体消耗的能量较少，如果下午或者晚上摄入过多食物，就会转化成脂肪囤积起来。不过这一办法的前提是吃好早餐和午餐。此外，如果实在撑不住，可以多喝白开水，或者吃个苹果。

肉桂振奋脾肾阳气促排痰湿

痰湿的形成与脾、肾有着非常密切的关系，要将痰湿从体内排出去，就需要脾、肾之阳的力量。但是感受寒邪，或者长久生病、久泻不止、其他脏腑亏虚等都会耗损脾肾阳气，导致脾肾阳虚，不仅给痰湿的产生创造了机会，还可能让体内的痰湿现象更为严重，泄泻、痢疾、水肿等都有可能因为脾肾阳虚所致的痰湿引起。而振奋脾肾阳气，我们可以用肉桂。

肉桂味辛、甘，性热，归肾、脾、心、肝经，具有补火助阳、散寒止痛、温通经脉等功效。肉桂的辛散温通能力非常强，可以使气血畅通，由于湿邪导致的痹症、寒凝疼痛等症可以通过肉桂散寒止痛。

脾肾阳虚，此时身体感受最为明显的就是怕冷，而且还会伴随腰膝酸软、小便不利、水肿、腹痛等症，男性朋友还可能会出现阳痿、遗精等症状，女性朋友则容易出现宫寒的现象。而肉桂的好处就在于可以补火助阳、引火归源，对肾阳大有裨益，擅于治疗命门火衰、亡阳虚脱引起的上述诸症。而且肉桂可以振奋脾阳，通利血脉，尤其是久病体弱、气血虚少的朋友，以及身体较为虚弱的产妇术后恢复，都可以用肉桂。

肉桂如此良好的补阳助阳功效，自然可以大大鼓舞脾肾阳气，进而让体内的痰湿受挫，逐渐排出体外。

其实，肉桂本身也属于芳香之品，可以做香料，服用后通过其自身的芳香之气可以起到燥湿作用。

肉桂主要以佐料的形式入膳，比如与小茴香一同煮的羊肉汤，温补助阳的功效很好。

桂茴羊肉汤

原料：肉桂5克，小茴香5克，羊肉500克，料酒、盐、味精、酱油、白糖、葱段、姜片各适量。

制作方法：

1. 羊肉洗净，放到沸水中焯一下，捞出切块，肉桂、小茴香洗净后，放入纱布袋中；

2. 将羊肉、药袋、葱段、姜片、白糖、酱油放入砂锅中，加水适量，大火煮沸后，撇去浮沫，烹入料酒，转小火煮至羊肉烂熟，拣去药袋、葱段、姜片，用味精、盐调味即可。

营养功效： 温补脾胃，散寒止痛；适用于虚寒性月经不调的调治。

煮汤是制作养生药膳常用的烹饪方式，不过除了煮汤之外，煮粥食用也是不错的方法，下面就为大家推荐一道由肉桂与其他几种食材一起煮的补阳祛湿粥。

肉桂山药栗子粥

原料： 肉桂10克，干姜10克，白术20克，甘草5克，山药30克，茯苓15克，去壳栗子50克，糯米50克。

制作方法：

1. 先将前四味中药材洗净，放入砂锅中，加水泡透，煎煮30分钟倒出药汁，再加水煎20分钟后将药汁倒出，并将两次药汁合在一起；

2. 后四味洗净后，与上述药汁一同煮粥，粥熟后趁热服用即可。

营养功效： 驱寒除湿，适用于寒湿痹阻所致的产后腰痛、腰痛沉重者。

在用肉桂煮粥时，可以事先将肉桂研为细末，等到粥煮熟后直接调入粥中。脾肾阳虚的人可以服用肉桂粥，连续服用3～5天即可见效。

喜欢喝酒的朋友，也可以用肉桂和当归泡酒，取100克当归、6克肉桂泡入500克白酒中，每次服用20～50毫升，每日1～2次。这款酒不仅可以温补脾肾，还可以治疗虚寒所致的女性经期延后症状。

减肥除湿小妙招：将豆浆搭配进正餐

　　减肥除湿需要少吃主食，还可以将豆浆作为三餐的一部分。豆浆是由富含优质植物性蛋白质的大豆榨取而成，除大豆蛋白外，还含有大量的大豆异黄酮、大豆配醣体等成分，可以抑制体内脂质和糖类吸收，发挥燃烧体脂的作用。

黑胡椒温胃消痰湿最让人爱

说完了肉桂，在此继续为大家介绍一种能够通过补阳温阳辅助祛除痰湿的食物——胡椒。

胡椒味辛，性热，归胃、大肠经，具有温中散寒、健胃止痛、消痰的功效。《唐本草》中记载胡椒能温中祛痰，去除脏腑寒气。胡椒的这一作用与其生长环境是分不开的。胡椒多生长在高温以及湿润的地方，温中、散寒、止痛的作用就相对较强。而且生长在越热的地方，其热性越强，表明胡椒充分吸收了当地的阳热之气。

胡椒有黑胡椒和白胡椒之分，黑胡椒调味作用更强，从养生的角度看，虽然也有散寒消痰的作用，但是温补脾肾的功效更为明显，能够治疗因为脾肾阳虚引起的晨起拉肚子现象。白胡椒的药用价值更强，味道更为辛辣，散寒健胃的功效更强，肺寒痰多的人可以将白胡椒加入汤中，以起到温肺化痰的功效，比如在煮羊肉汤的时候，就可以在其中加入适量的白胡椒粉。

其实，对于体内有痰湿的肥胖者来说，黑白胡椒都是可以食用的。下面我们就来看一道由黑白胡椒制成的猪肚汤。

黑胡椒猪肚汤

原料：黑胡椒5克，白胡椒3克，猪肚1个，盐、黑芝麻、酱油各适量。

制作方法：

1. 将猪肚反复用水冲洗干净，黑胡椒、白胡椒打碎，放入猪肚中，并留少许水分，将猪肚头尾用线扎紧；
2. 将准备好的猪肚放入砂锅中，加水适量，用小火煲约1小时，煲至猪肚酥软后加盐、酱油、黑芝麻调味即可。

营养功效：温胃散寒，适用于脾胃虚寒者，善治胃脘冷痛、呕吐、手脚冰凉等症。

黑椒牛肉是大家都比较喜欢的一道菜品，肉质嫩滑，味道香浓，且保留了牛肉的原味。对于痰湿体质肥胖者来说，隔段时间吃上一道黑椒牛肉无疑是幸福的享受。

黑椒牛肉

原料：牛肉1000克，黑胡椒2克，花椒、八角、葱段、姜片、盐各适量。

制作方法：

1. 将牛肉切除筋膜，洗净，切成大块；
2. 将牛肉、黑胡椒以及花椒、八角、葱段、姜片一同放入锅中，加水适量，大火煮沸后，改用小火煲约3小时后加盐调味即可。

营养功效：温胃散寒，发汗解表，开胃止呕，增进食欲。

其实，想要真正保留胡椒浓郁的味道，在烹调时就要注意热度，热度越高，胡椒的味道越容易挥发出来，比如铁板烧之类的菜肴，如果有条件，大家不妨试着做做。但是，胡椒热性高，吃后很容易让人体阳气生发，所以，就算体内有痰湿的肥胖者每次也不要多吃。此外，身体有炎症或有上火症状的人不宜吃胡椒，防其助长火气。

减肥除湿小妙招：吃苹果减肥

肥胖者多因过食而使胃部扩张，无法控制食欲，如果能想办法让胃部收缩，使食欲变得容易控制，不再偏嗜刺激性或油腻食物，这样减肥瘦身就成功迈出了第一步。而苹果能够在这一过程中起到重要作用。可以连续吃苹果2天，接着恢复正常而有节制的饮食3天，接着再吃苹果2天，然后正常饮食……如此循环反复几个周期后，就能收获不错的减肥瘦身效果。苹果能够提升人体免疫力和抵抗力，同时含有适量糖分能为人体提供能量，且热量不高。

艾灸升阳化湿，可消痰提气

想要利湿化痰、保护体内的阳气，并且将痰湿排出体外，还可以采用艾灸调养。

艾灸是中医传统养生方法，如今更是备受推崇，尤其是在除湿祛寒、消痰提气方面，艾灸的应用更为广泛。艾灸可以促进毛孔腠理张开，排出身体的余热和湿气，避免了痰湿邪气的增加。

采用艾灸除痰湿，可以选用以下几种方法。

一、温和灸

取穴：胃俞、足三里、曲池、天枢、支沟、内庭、丰隆、上巨虚、阴陵泉。

灸法：患者取坐位，施术者站在患者身旁，将艾条的一端点燃，对准穴位进行热灸。艾条距离穴位保持在2~3厘米为宜，以局部有温热感、皮肤潮红而无灼痛感为度。每穴灸15~20分钟，每日灸1次即可。

二、回旋灸

取穴：脾俞、中脘、气海、心俞。

灸法：患者取坐位，施术者站在患者的身旁，将艾条点燃，悬于施灸的穴位上方约3厘米处，左右往返移动，或者反复旋转艾条，使皮肤有温热感而不感到灼痛为度。每穴灸10~15分钟即可。

三、全身艾熏

准备：生姜数片，艾条10根。

方法：

1. 将适量生姜切薄片，上锅蒸热、蒸软后，贴于后背；

2. 将10根艾条（夏天可以用7根左右）用胶带或大夹子固定成一捆，点燃，在距姜片2厘米左右处来回慢慢移动，灸半小时左右即可；

3. 再将姜片贴于小腹至肚脐的部位，按照上述方法将10根艾条固定点燃后，来回灸30~50分钟即可；

4. 灸完腹部，再灸双小腿的外侧、内侧，以及双手臂的外侧，双小腿要从脚踝处一直熏烤到膝部，上下来回灸20次左右；双手臂要在外关穴处上下来回灸20下左右。

全身艾灸因为面积更大,所以祛寒湿、活气血的作用更为明显。因此,在进行艾灸前,要服用适量补气血的食物,比如生姜红枣桂圆羹等。这道汤热量大,平时服用易上火,但艾灸前服用,会通过艾灸将火气快速扩散至全身,不至于导致局部上火。灸后亦要服用,以免出现心慌、头晕、气短等身体不适症状。

体质较弱的朋友灸的时间可稍短一些,且只灸后背的中段或上半段即可,如感到灼热,距离可稍远一些。在灸腹部时,姜片平脐或超过肚脐2厘米左右即可,不能太靠上,否则易引起肝脏、胆囊胀痛或胸闷。

艾灸一般两周1次,或者一个月1次即可。艾灸,尤其是全身艾灸,专业性更强,应在专业医师指导下进行。此外,如果在艾灸过程中,身体感到任何不适,都应立即停止,对于身体特别虚弱的朋友,不建议采用艾灸的方法。

减肥除湿小妙招:吃苦瓜减肥

有人提出,坚持每天吃苦瓜3根,一个星期下来就能瘦掉4斤左右。苦瓜的食用方法很简单,直接洗过之后生吃就可以,是很好的排毒菜。苦瓜中含有极具生物活性的高能清脂素,这种物质只作用于人体吸收脂肪的重要部位——小肠,通过改变肠细胞孔网,阻止脂肪、多糖等热量大分子物质的吸收,但并不影响维生素、矿物质等营养素的吸收。这种被誉为"脂肪杀手"的特效成分能使摄取的脂肪和多糖减少40%～60%。

疏通阳经畅通阳气暖身体

体质过寒，不仅体内的痰湿排不出去，还会进一步加重痰湿症状，所以补阳祛寒对于有痰湿的肥胖者来说非常重要。前面我们也介绍了几种补阳的方法，在此我们要为大家介绍一种通过疏通经络补阳温阳的方法——疏通阳经。

中医将经络分为十二正经以及奇经八脉等，在此我们单从十二正经来说。十二正经包含六条阳经、六条阴经。六条阳经分别是手阳明大肠经、手少阳三焦经、手太阳小肠经以及足阳明胃经、足少阳胆经和足太阳膀胱经。六条阳经疏通，体内的阳气才能运行畅通，体质就不至于过寒，由此避免了痰湿的再次加重。

在疏通六条阳经之前，我们首先需要了解一下它们的循行路线。

1．手阳明大肠经 手阳明大肠经起于食指末端，沿着食指的桡侧端向上，沿前臂桡侧，进入肘外侧，经上臂外侧前边上肩，由肩峰处向上交会于颈部，下到缺盆，络于肺，穿过横膈，在大肠中结束。一条支脉与胃经相接。

2．足阳明胃经 足阳明胃经起于鼻翼侧，鼻侧、内眼角、口唇、颏唇沟、下颌骨、耳前、发际、额前等都有胃经循行；由面部分支下行络于脾胃；下行分支从缺盆出体表，沿乳中线下行，挟脐两旁，下行至腹股沟；胃下口分支沿腹腔下行，而后下行大腿前侧，至膝膑沿下肢胫骨前缘下行至足背，入足二趾外侧端；腿部分支从膝下3寸处分出，下行入中趾外侧端；足背部分支从足背上分出，前行入足大趾内侧端，与足太阴脾经相交。

3．手太阳小肠经 手太阳小肠经起于手小指尺侧端，沿手掌尺侧缘上行，沿前臂后边尺侧直上，从上臂后内侧出行到肩关节后，绕肩胛，在大椎穴处与督脉相会，向前下行到胃，入属小肠；缺盆部和面颊部都有分支。

4．足太阳膀胱经 足太阳膀胱经主要的循行路线在脊柱两侧，从内眼角出发，在头部循行至头顶，然后从头顶向下沿肩胛部内侧，经脊柱两侧到达腰部；从腰部向下经过臀部，有进入腘窝的分支；后项通过肩胛骨内缘，向下经过臀部，沿大腿外侧与腰部分支在腘窝中会合，然后又向下，到足小趾外侧端。

5．手少阳三焦经 手少阳三焦经起于无名指尺侧端，经手背至腕部，沿上臂内侧，向上通过肩部，又入缺盆，分布于胸中，联络心包，向下穿过横膈，从胸至腹，属于上、中、下三焦；胸中有一条分支，耳后也有一条分支。

6．足少阳胆经 足少阳胆经起于目外角，上行至额角部，下行至耳后，在大椎穴交会后，又向前入缺盆，过横膈，联肝脏，属胆，又沿着胁肋部，从腹股沟出来，经外阴部，横行入髋关节；耳部分支下行至腋部、侧胸部，经髋关节，向下沿着大腿外侧，经腓骨前向下直行到外踝前，进入足四趾外侧端；足背部也有一条分支。

通过对六条阳经循行路线的叙述，不知道大家有没有发现，它们在四肢以及头面部都有循行，因此，在刺激六条阳经时，我们可以有针对性地对四肢进行刺激，方法非常简单，"擦"就可以。

1．擦上肢 先用一侧的手掌面擦对侧上肢，方便擦的地方都擦一次，每次来回擦50次左右，直到感觉皮肤微微发热为止。然后再换另一侧的手掌面擦另一侧的上肢。

2．擦下肢 每天清晨醒来之后，先用双手掌来回擦双侧下肢，能擦的地方都要擦到，来回擦50次左右，以皮肤感觉微微发热为宜。

3．擦耳面部 双手食指和中指微微分开，手指间夹耳根向上来回擦30次，然后双手做洗脸状，以面部肌肤感到微微发热为宜。

除此之外，大家平时还应依循各阳经的循行路线进行敲打或者按摩，使气血运行更为通畅。当然，准确把握经脉的循行路线是相对困难的，但是大家也不要因此而束手束脚，在刺激的时候，尽量将面积扩大，即便有偏差，还是一样可以让阳经得到刺激。

减肥除湿小妙招：喝水减肥

早餐前先喝一杯温开水，可以加入少量蜂蜜、纤维素，能够加速肠胃蠕动，促进体内垃圾、代谢物的排出，由此减少小肚腩出现的机会。正餐前喝水或者喝汤增添饱腹感，以降低主食的摄入量，也是减肥瘦身的一种好方法。此外，下午茶时间可以来一杯花草茶，不仅可以缓和情绪，还能降低食欲，也为减肥打下基础。

多晒太阳散湿气、振奋阳气

阳气可以帮助身体消散湿气、祛除痰浊，当体内阳气不足时，我们可以借助太阳的光芒来散湿气、振奋体内的阳气。

中医有"采日精"的说法，就是通过阳光来生发身体清阳之气，以驱散体内的浊气，补阳气。晒太阳可以强身健体，增强机体免疫力，有利于机体对抗病邪，从这方面来讲，也能看出晒太阳补阳抗病邪的作用。所以，有人说，阳光是不花钱的天然保健品，而晒太阳就是不花钱的养生妙招。

有些人可能对晒太阳不以为然，其实，现如今因为工作、生活方式的改变，人们晒太阳的时间变得非常少。就拿朝九晚五的上班族来说，一大早起来就搭乘交通工具去上班，一头扎进办公室内，可能一整天都不会到户外走动，下班后又搭乘交通工具一头扎进家里，几乎没有晒太阳的时间。而且即便有晒太阳的时间，也基本上用各种遮阳方式将阳光遮住了。

晒太阳看似很简单，其实是很有讲究的，就从晒太阳的部位来说，以下几个部位就需要重点晒。

1. 晒头顶　头顶是诸阳之会，是阳气汇聚的地方，五脏精华以及六腑清阳等都在头顶汇聚，因此，头顶是晒太阳的重点。头顶有百会穴，过两耳直上连线的中点即是此穴，正是诸阳之会之点。晒头顶不用拘泥于时间地点，只要天气允许，就可以享受到阳光的照射，在阳光下多走动，给头顶充分的晒太阳机会，可以通畅百脉、调补阳气。

2. 晒后背　根据中医阴阳理论，人体腹为阴，背为阳。背部聚集了大量的经脉和穴位，尤其是对整个身体阳气影响巨大的足太阳膀胱经从背部经过。因此，晒后背可以起到调理脏腑气血、温补阳气的作用。晒后背时，要注意需要阳光直射。如果有机会到公园锻炼，可以特意将后背朝向阳光照射的方向。如果不方便到公园，也可以在家中晒太阳，不过最好不要隔着玻璃，以使光照更为充分。如果方便的话，最好将后背裸露出来，尤其是颈部的大椎穴和腰背正中部位的命门和肾俞穴，裸露出来晒太阳，可以提振阳气，强壮肾气。

3. 晒腿脚　有句话叫"寒从脚底起"，脚是距离心脏最远的地方，也是血液最不易到达的地方，而从中医阴阳来说，头属阳，脚属阴，因此，脚是人体中较阴寒的地方，容易受寒气的侵袭。其实不光是脚，就连腿也一样易受寒，因此，腿脚都应该多晒晒太阳。只要在阳光充足的时候，将双腿双脚裸露在阳光下，尽情地晒半小时以上就可以起到补阳的作用。

4. 晒手心　人的手掌不易被太阳晒到，因此还需要特别照顾一下手心。此外，手心有劳宫穴等重要穴位，多刺激经穴，可以帮助大家缓解压力，解除疲劳，提升机体免疫力和抵抗力，还能清心安神。晒手心就更简单了，只要将手心摊开，对准阳光即可。

晒太阳的时间以上午10点和下午4点为最好。因为这两个时间段的阳光红外线强、紫外线偏弱，不仅有助于促进新陈代谢，还能避免对皮肤造成伤害。而且下午4～5点之间紫外线中的X光束成分多，能够促进钙、磷的吸收，对体质的增强、骨骼的钙化都有促进作用。每次晒太阳0.5～1小时即可，每天上下午可各晒1次。

需要注意的是，应尽量避免隔着玻璃晒太阳。玻璃会使紫外线的透过率降低很多，距离玻璃窗口稍远的地方紫外线的量更是少得可怜。由此就失去了晒太阳的意义。

减肥除湿小妙招：蜂蜜白醋减肥法

适时喝蜂蜜白醋可以有效减肥。只要将蜂蜜与白醋以1∶4的比例混合，于早餐前20分钟空腹喝，以及午餐和晚餐后马上喝下，就可以起到减肥功效。不过白醋需要挑选由大米、高粱、黄豆等加工而成的，尽量避免含有化学品的白醋。蜂蜜和白醋的混合比例也可以根据自身情况做调整。

第二章
健脾利湿化痰，减肥瘦身的根本

中医有"脾为生痰之源"的说法，就是说脾是痰生成的源头。在中医上，脾胃是水谷精微的生化脏腑，并且脾负责运化水谷精微，如果脾气不足、脾阳不振，水谷精微无法得到及时运化，滞留下来，就聚成了湿邪。中医有"湿聚成痰"的说法，因此，健脾利湿化痰是减肥瘦身的根本。

脾弱是痰湿生成之源，健脾强脾除邪瘦身

做事抓根本，养生也是一样，既要除痰湿，又要减掉成堆的赘肉，这就需要抓住健脾这一根本。

中医认为"脾为生痰之源"，也就是说脾是痰生成的源头。中医认为脾胃是水谷精微的生化脏腑，并且负责运化水谷精微，如果脾气不足、脾阳不振，水谷精微无法得到及时运化，滞留下来，就聚成湿邪了。而且中医还有"湿聚成痰"的说法，即湿邪聚集在一起，最终成为痰，痰湿由此就形成了。

脾负责运化水液，是水液代谢的关键环节，如果脾虚运化失职，水湿停滞在体内，时间长了一样会淤积成痰。中医认为，痰饮多由脾土被湿困阻造成，也就是说痰饮都是因为脾虚不能运化水湿引起的。《黄帝内经》有"诸湿肿满，皆属于脾"的说法，说的就是水湿停蓄浮肿胀满的病症都可以从脾上找原因。《景岳全书》中也指出，虽然五脏功能失常都能形成痰湿，但是最重要的问题还在于脾肾。脾主湿，湿不能被运化就成了痰；肾主水液，水液代谢不利也会生痰。因此，化痰祛痰必须调理脾肾。我们后面会详细介绍肾，在此先讲脾。"脾复健运之常，而痰自化矣"，即脾的运化功能正常了，痰湿自然就消失了。

脾还负责将生化的水谷清气上输到肺，不过，如果脾虚湿邪聚集成痰，那么这些物质也会随着清气一同上输到肺。肺中的痰越来越多，部分通过本能反应将痰咳出。但是很显然，即便吐出了痰，脾虚的根本问题一天没解决，痰就会没完没了地产生。

由此我们知道，要想彻底除痰湿，就要从根本上补脾健脾。下面的一些章节为大家提供了具体的方法，以供借鉴。

减肥除湿小妙招：蜂蜜减肥

自古以来蜂蜜就被看成是"整肠能手"，这是因为蜂蜜中蕴含的脂肪酸能促进肠道蠕动；其所富含的维生素及矿物质又具有调整肠胃的功能，能促进体内毒素的排出，改善便秘；而葡萄糖和果糖成分不会对肠胃造成负担。而且蜂蜜所含热量很低，100克蜂蜜只含294卡路里。所以，虽然属于"甜品"，但却是减肥的佳品。

薏米健脾除痰湿，是瘦身的"行家"

前面我们说过了，除痰湿要抓住补脾健脾这一根本。那么问题来了，到底是谁有这么大的本事，能从健脾的根本上除痰湿、减肥瘦身呢？这里就为大家推荐一个"行家"——薏米。

薏米味甘、淡，性凉，归脾、肺、肾经，具有健脾渗湿、除痹排脓等功效。在《神农本草经》中，薏米被列为上品，可以治湿痹、利肠胃、消水肿、健脾益胃，长期服用可以"轻身益气"。

薏米具有健脾渗湿的作用，脾气运化水湿功能正常，湿邪被排出体外，无法聚而生痰，痰失去了生成的"本源"，自然无法再生。不过薏米的祛痰效果并不是很强，如果搭配祛痰效果比较强的药物、食物一起入膳，那么减肥祛痰湿就不是什么难事了。比如用薏米与菖蒲一起煮粥，就可以达到这一效果。

菖蒲薏米粥

原料：菖蒲15克，薏米50克，粳米50克，冰糖适量。

制作方法：

1. 将菖蒲、薏米、粳米洗净，菖蒲用纱布药袋包好，薏米事先用清水浸泡3小时左右；

2. 将三者一同放入锅中，加水适量按常法煮为稀粥，加冰糖调味即可。

营养功效：逐痰祛湿，开窍通络，静心养神；适合痰湿体质者有头痛、胸闷烦躁、腹部胀满、痰多、头昏等症者食用。

菖蒲具有化痰、开窍、健脾、利湿的功效，与薏米搭配可以起到良好的祛痰湿功效。不过菖蒲不同于薏米，药性较强，应用前宜咨询医生。如果不可用菖蒲，还可以找薏米除湿的最佳拍档——赤豆。

赤豆薏米汤

原料：赤豆30克，薏米30克，莲子10克。

制作方法：将赤豆、薏米洗净，用水浸泡3小时以上，入锅加水一起煮汤，待米软豆烂即可。如果觉得汤味寡淡，可以在其中加入冰糖调味。

营养功效：健脾除湿，减肥瘦身。

吃薏米不仅能让肌肉紧实，改善臃肿的体态，也能改善肌肤状况，有些人易出现的粉刺等问题也可以慢慢消失，从而使皮肤光泽细腻。

此外，薏米性寒凉，在应用前最好先炒制，只要在铁锅中用文火炒至微黄，或者局部出现金黄色，微微鼓起即可。这样炒制的薏米略有焦斑，有淡淡的香味，但不糊。用炒过的薏米煮粥、煮汤或者泡茶，尤其适用于脾胃虚寒的朋友。

减肥除湿小妙招：手臂锻炼

以手推墙可以锻炼上肢肌肉，使肌肉紧实。方法：找一面墙壁，站在离墙约30厘米的地方，两腿交叉，一只手扶在墙上，慢慢弯曲手肘，将体重压在臂腕上，另一只手也如法炮制。长期坚持就能见到效果。

党参、白扁豆为伍，中焦痰湿轻松除

想要脾气运化水湿的功能正常，有效祛除体内的痰湿，首先需要强脾健脾，党参和白扁豆两者配伍入膳，能够起到良好的健脾作用。下面我们就具体介绍一下。

党参味甘，性平，归脾、肺经，具有补中益气、生津养血、健脾益肺等作用，脾肺虚弱导致的气短心悸、虚喘咳嗽等症都可以用党参来补益调理。痰湿与脾、肺都有密切的关系，党参补益脾肺，可以对痰湿起到良好的调理作用。

党参补气的功效非常明显，不过单纯用它来除湿，还是欠了点儿火候，如果搭配白扁豆的话，健脾除湿的效果就会十分明显。

白扁豆味甘，性微温，归脾、胃经，有健脾化湿、利尿消肿、清肝明目等功效。白扁豆健脾的功效非常明显，李时珍将它称为"脾之谷"，说白扁豆"其性温平，得乎中和，脾之谷也"，脾湿引起的腹泻等症也可以通过白扁豆调治，这体现的正是白扁豆除湿的功效。

有句话叫"脾得香而能舒"，也就是芳香味道的食物可以燥湿，困阻脾气运化的湿邪一除，脾气就能得以舒张运转。而白扁豆也带有芳香味道，非常适合燥湿健脾。

党参、白扁豆都可以入膳，尤其是与陈皮一起配伍应用，对付中焦痰湿的效果更强，下面就为大家推荐一道由三者一同制成的药膳方。

党参扁豆陈皮粥

原料：党参10克，白扁豆30克，陈皮5克，小米100克。

制作方法：

1. 将党参、白扁豆、陈皮分别洗净，白扁豆事先用清水浸泡2小时以上，党参切段，与陈皮一同装入纱布药袋中；

2. 小米淘洗干净，与药袋、白扁豆及泡豆的水一同放入锅中，加水适量煮粥，粥熟后趁热服用即可。

营养功效：益气健脾，除湿化痰；适合痰湿体质者食用。

对于痰湿肥胖者来说，用党参、白扁豆搭配其他健脾除湿的材料一起制作祛湿塑身汤也是不错的选择，下面就来看一下。

祛湿塑身汤

原料：党参、茯苓、白术各10克，白扁豆、薏米、山药各20克。

制作方法：

1. 将各料洗净，党参、茯苓、白术、山药一同放入药袋中，薏米、白扁豆用清水泡2小时以上；
2. 将各料一同放入锅中，加水适量，煮至米烂豆软即可。

营养功效：温阳固中，健脾祛湿，利水塑身；适用于身体臃肿、痰湿体质，症见倦懒、精神不足、水肿等现象者。

白扁豆药性和缓，适合缓补，中医在用它健脾止泻时，多选炒制品。即将扁豆洗净晾干后，放到锅中炒至颜色微黄，有些焦但不糊为宜。服用的时候只要将炒制后的扁豆捣碎，白开水冲服即可。药店一般都有炒制白扁豆出售，如果怕自己炒不好，也可以到药店购买。

减肥除湿小妙招：疾走减肥

疾走能加速体内脂肪燃烧，起到减肥的效果。疾走就是使用最大的步幅，落脚时用力以脚跟着地，起脚时用力以脚尖离地。走的时候要集中精神，挥动手臂大步走，拉动全身肌肉，使脂肪燃烧起来。控制好呼吸，行走的速度控制在勉强还能边走边谈话即可。刚开始时每天走20分钟即可，但是如果20分钟对你来说不够，可以适当延长时间。

白术是健脾燥湿的必用品

《黄帝内经》中说"脾主一身之肌肉",表明全身的肌肉需要依靠脾气运化水谷精微物质来营养,脾的运化功能强,肌肉就健康、壮实,脾的运化功能失常,肌肉就软弱无力。所以,身体出现肌肉松软、眼部微肿、四肢水肿、按之凹陷的现象时,就要从脾入手。白术健脾燥湿,是行气化痰的必用品之一。

白术味甘、苦,性温,归脾、胃经。《医学启源》中记载白术可以"除湿益燥,和中益气,温中,去脾胃中湿,除胃热,强脾胃,进饮食"等,表明白术有健养脾胃、燥湿利水的功效。

脾厌恶湿邪的困阻,一旦脾的运化功能失常,湿邪会聚集而生热。更多情况下,脾受湿困的同时,胃会受到热的困扰,所以,在除脾湿的时候,还要注意清胃热。想要达到这一目的,就可以用白术和陈皮一起煮茶饮用。

白术陈皮茶

原料:白术20克,陈皮5克。

制作方法:将白术、陈皮洗净之后,加水约1000毫升,中火煎煮约半小时后,去渣取汁代茶饮即可。

营养功效:除脾湿,清胃热;适用于脾胃气滞引起的脘腹胀满、疼痛、消化不良等症;湿浊中阻引起的胸闷腹胀、食欲不振、腹泻等症;痰湿壅肺引起的咳痰、气喘等症。

除脾湿、清胃热也体现了白术的双向调节作用,胃火大时,白术可以使其"稳定"下来;脾受湿邪所困变得虚弱,白术又可以让它"振奋"起来。中医常用白术与茯苓、人参等配伍,比如著名的四君子汤,就是由人参、白术、茯苓和炙甘草组成的,是补益人体正气的著名方剂,且药效平和,通过扶持人体正气抵御邪气,而不是将体内的邪气直接祛除,这样在祛邪气的同时不会伤及正气。

脾运化水湿的功能正常了，痰湿就没有了生成的源头，痰湿体质肥胖者也就能瘦身了。下面这道鱼汤或许能让大家在品味美食的同时瘦身。

党参术苓鱼汤

原料：白术10克，党参10克，茯苓10克，炙甘草3克，鲫鱼1条，油、葱段、姜片、盐、味精、料酒各适量。

制作方法：

1. 各药材洗净，放入砂锅中，加水约1000毫升，中小火煎煮半小时后，取药液，然后再加水约1000毫升煎煮，继续煮约半小时后，取药液，并将两次药液合并备用；
2. 鲫鱼处理干净；
3. 锅加油烧热，下鲫鱼煎至两面金黄，放入葱段、姜片，烹入料酒，倒入药汁，中小火炖煮约20分钟后，加盐、味精调味即可。

营养功效：健脾燥湿，利水消肿；适用于痰湿体质者食用。

鲫鱼具有健脾利湿、和中开胃的养生效果，经常作为脾胃虚弱、水肿病患者的滋补食物。所以，在此用白术等诸药一同熬煮鲫鱼汤，非常适合痰湿体质者食用。

白术苦温性燥，使用不当会耗伤阴津，因此，热病津伤、口干舌燥，或者阴虚内热的朋友都不宜用白术。

减肥除湿小妙招："三级走"减肥

"三级走"减肥法也是利用走路的方式减肥，只不过是在热身后，以不同的速度走路。首先进行3分钟，行走速度不要很快，以能边走边唱歌为宜；接着进入第一级，此级持续2分钟，在热身的基础上稍稍提高步伐，但不要过快，能边走边说话为宜；然后进入第二级，此级依然2分钟，以爬楼梯或者斜坡等能加速心跳的运动为宜；接着进入第二级，还是2分钟，加快爬楼梯的步伐，或者提高坡度；三级结束，做3分钟的调整，可以舒缓散步，慢慢恢复静止状态。如此坚持六周，即能见到不错的减肥效果。

善用茯苓，让"湿无从生，痰无从聚"

痰湿的形成多由于脾虚不能运化水湿，湿停于中焦脾胃就是饮，外溢便以肿的形式存在，而变化就是痰。所以燥湿化痰从脾论治一点儿错都没有。比如有的人因为体内痰湿严重，出现嗜睡、身倦乏力、四肢沉重、不想迈步走路、头重如裹，此时如果在治脾上下工夫，帮助健脾除湿，脾气运化功能健运，这些不适症状就能随之消除。而茯苓就是补脾健脾、渗湿利水的常用药。

茯苓味甘、淡，性平，归心、肺、脾、肾经，中医临床常用茯苓渗湿利水。关于这一点，很多中医典籍都有记载，比如《本草正义》中说："茯苓，能利窍去湿，利窍则开心益智，导浊生津；去湿则逐水燥脾，补中健胃。"明确指出茯苓具有燥脾健胃、除湿利水、降浊通利的作用。

其实，在除湿领域中，茯苓算得上是"看家药"，其健脾功效尤其突出。脾有运化水湿的作用，同时又是"生痰之源"，脾功能强健，水湿运化及时，就不能聚而成痰，所以说，茯苓的健脾渗湿，其实就是让湿气无所聚、痰湿无处生，并能让水湿化解，使痰饮消除。而且茯苓"补而无碍胃之虞，利而无伤津之忧"，补益平和，祛邪又和缓，不会对其他脏腑以及体内的津液等造成损伤，也因此，茯苓可以作为保健药食物长期食用。

茯苓入膳做法很多，可以煮粥、煲汤、煮茶等，茯苓饼是大家比较熟悉的老北京小吃，自己在家也可以制作，下面我们就来一起看一下它的做法。

茯苓饼

原料：茯苓250克，粳米500克，油、白糖各适量。
制作方法：
1. 将茯苓研磨成细粉末，过筛，粳米淘洗干净，晾干，研磨成细粉末，过筛；

2. 将茯苓粉、粳米粉一起倒入盆中，加白糖和水适量拌匀，调成糊状；

3. 平底锅加油烧热，倒入粳米、茯苓米糊，用小火摊成薄饼即可。

营养功效：健脾益气，宁心安神，渗湿利水；适用于大便溏泻、食少纳差、气虚水肿、心神不宁、心烦气躁者食用。

如果不愿意摊饼的话，也可以直接将茯苓粉和粳米粉搅匀后，上锅蒸熟，可以作为点心空腹食用。

陈皮具有燥湿化痰的功效，在对付痰湿时经常与诸药配伍，比如可以与茯苓一起沏泡花茶，同样可以起到健脾化湿、祛痰的功效。

茯苓陈皮花茶

原料：茯苓5克，陈皮2克，花茶适量。

制作方法：

1. 将茯苓、陈皮洗净，一起放入砂锅中，加水适量，小火煎煮20分钟，去渣取汁；

2. 将花茶放入杯中，用上述药汁泡约5分钟后，代茶频饮，每日1剂。

营养功效：健脾化湿，醒脑提神，安神宁心；适用于胸脘胀满、头晕身重、心神不宁、记忆力减退等症状，还有利于减肥。

茯苓利水渗湿，药性平和，利水又不伤正气，因此，有小便不利、水湿停滞的证候出现时，不管是偏寒湿的，还是偏湿热的，只要属于脾虚湿聚都可以配合应用。偏于寒湿的可以与桂枝、白术等配伍；偏于湿热的可以与猪苓、泽泻等配伍。

减肥除湿小妙招：剪刀式运动减肥

剪刀式运动可以减腹部赘肉，强健二头肌、三头肌、肩部肌肉。动作要领：平躺，两腿伸直，脚尖上翘。把头、颈、肩稍稍抬起。上臂放置在垫子上，双肘弯曲。左脚抬起与地面呈90度。然后缓慢放下左脚，但不要着地，同时抬起右腿，呼气，换腿。两腿一上一下如同剪刀。如果觉得难度过大，可以把头和肩平放在垫子上。

荷叶能悄然带走恼人的赘肉

脾虚的痰湿肥胖者，往往更不容易将身上的赘肉减掉，这是因为造成肥胖的根源即多余的水液依然存在，如果不把这些水液排出去，减肥就是妄谈。在此我们就为大家推荐一种减肥瘦身佳品——荷叶。

荷叶味苦、涩，性平，归心、肝、脾经，具有清热解暑、祛湿、散瘀止血等作用。明代《秘传证治要诀》记载："荷叶服之，令人瘦劣"，足见荷叶具有良好的降脂减肥功效。现代研究证明，荷叶煎剂或浸膏，有良好的降低血胆固醇、甘油三酯及β-脂蛋白的功效。

中医减肥清脂，主要还是调节脾的功能，生发脾阳，荷叶正有这个作用。《本草纲目》载荷叶能"生发元气，裨助脾胃"。这里所说的元气，就是生发脾的阳气。只要脾阳正常生发，水谷自然化生精微，血脂就不会继续升高了。

另外，荷叶还可以"降浊"，通过小便将蓄积在体内的痰浊水湿排出体外。这样，一方面升阳健脾，另一方面降浊，双重作用，减肥除痰湿的效果就达到了。

服用荷叶最简单的方法就是泡茶，或者将荷叶煎煮后饮用即可。也可以用荷叶与其他食材一同泡茶，比如苦瓜，能让消肿利水、清热减肥的效果更好。

荷叶苦瓜茶

原料：荷叶干品20克（鲜荷叶50克），苦瓜干10克。

制作方法：

1. 将荷叶与苦瓜洗净后，放入锅中，加水适量，煮开5分钟左右，关火；
2. 荷叶和苦瓜都不要取出，一同倒入人杯中，代茶随意饮用。

营养功效：除湿热，利水消肿，减肥消脂。

受不了这道茶饮苦涩味道的朋友，可以根据自己的喜好，在其中加入适量的冰糖。苦瓜也是利水消肿、减肥、清暑除烦的佳品，在此与荷叶一同配伍煮茶，可让减肥、除湿浊之邪的效果更好。但也因为这道茶饮减肥效果明显，因此，体型偏瘦，或者阴虚体质的人不要饮用。

除了煮茶以外，也可以用荷叶制成多种药膳，且口味透着荷叶的清香，非常诱人，比如荷叶粉蒸肉、糯米桂荷藕、荷叶粥等，都带有荷叶的清香味道，非常受大家欢迎。而下面这道汤饮不仅受大家欢迎，还非常适合痰湿肥胖者服用。

山楂荷叶排骨汤

原料：新鲜荷叶1张，山楂15克，排骨500克，薏米20克，姜片、葱段、盐各适量。

制作方法：

1. 将排骨洗净后，入沸水锅焯水，荷叶、山楂、薏米洗净；
2. 将山楂、排骨、薏米、姜片、葱段一同放入炖锅中，加水适量，用大火煮沸后，改中火煲约3小时，放入新鲜的荷叶稍滚后，加盐调味即可。

营养功效：清热散瘀，通利肠胃。

现代研究发现，荷叶中含有一种特殊的"刮油碱"类成分，能够将体内的油脂排出体外，因此，在减肥消脂、提振精气方面可发挥显著作用。痰湿肥胖者如果感觉头脑不够清醒，平时不妨用荷叶煮茶试试。

减肥除湿小妙招：侧肩运动减肥

侧肩运动可以帮助后背、肩部减脂。动作要领：坐直，双腿伸直，脚趾绷紧。屈左腿，把带子绕过脚底，左手握住带子两端，向左扭转身子，把右手放在左膝上，尽力扭转肩膀。呼气，左腿伸直举起与地面呈45度。吸气，放下左腿。如果觉得难度大，可以将双脚都放在垫子上，不用抬起来；如果觉得难度低，可以将右手伸直，不扶左膝。另一侧方法同上。

香橼是化痰除湿的佳品

朱丹溪曾说过："善治痰者，不治痰而治气，气顺则一身之津液亦随气而顺矣。"也就是说，善于治痰的人，不是将治疗的目光放在治痰上，而是放在治气上，只要气顺了，一身的津液也就随之顺畅了。再通俗一点，气顺了，痰液等废浊之物就消散了。而中药香橼就可以在行气中化痰。

香橼味辛、微苦、酸，性温，归肝、肺、脾经，具有疏肝理气、宽胸化痰、除湿和中的功效，中医临床常用它来治疗胸胁胀痛、咳嗽痰多、脘腹痞闷、食滞呕逆、水肿等症。

香橼的干片有清香之气，气香行散，可以散湿燥湿、疏肝理气。中医五行理论认为，肝属木，脾属土，肝木功能失常的话，会克犯脾土。如果肝气郁滞不舒，不仅导致全身气机受阻，肝气亢盛还容易诱发"火气"，克犯脾土，致使脾的运化功能以及脾胃的升降功能失常，脾气不升，胃气不降，为痰湿创造良好的生成条件。而香橼可以疏肝理气，避免这种情况的发生。同时，香橼可升可降，在调理气机的同时，恢复脾气升清、胃气降浊的功能。由此，就能看到香橼对脾的健养作用以及对痰湿的防治作用。

用香橼除湿化痰，可以采用泡茶的方式，只要将新鲜的香橼15克左右，或者干制的香橼片5克左右，放入杯中，冲入沸水，浸泡片刻，代茶饮用即可。患有胃痛、肝痛等症的朋友可以常用香橼泡茶。此外，还可以将香橼蒸制之后食用，下面就来看一看做法。

蒸香橼

原料：新鲜香橼2个，麦芽糖适量。

制作方法：将新鲜的香橼切碎后，放入有盖的大碗中，加入等量的麦芽糖，隔水上锅蒸至香橼软烂即可。

营养功效：化痰行气，止咳平喘。

蒸制香橼可能需要几小时，您可能觉得麻烦，但其实做好后，每次服用1汤匙，早晚各服用1次即可，非常方便。这种养生的方法完全可以用"一劳永逸"形容。

除此之外，还可以用香橼制成美味的甜酒，下面就来看看。

香橼醴

原料：鲜香橼200克，蜂蜜100毫升，60度白酒400毫升。

制作方法：

1. 将鲜香橼洗净，切碎，入锅加水适量煮烂；
2. 在煮烂的香橼中加入蜂蜜，倒入白酒，继续煮沸后关火，倒入细口瓶中密封贮存，一个月后即可饮用。每次10毫升，每日2次即可。

营养功效：健脾理气，解郁消痰，利膈；适用于胃痛胀满、痰饮咳嗽、呕哕少食等症。

如果在制作时能用陈香橼，效果就更好了。

与佛手相比，香橼疏肝解郁的功效没有佛手强，但是化痰的功效却比佛手强了不少，所以痰湿体质的肥胖者在选用茶饮原料时，最好选用香橼。

减肥除湿小妙招：X形双腿运动减肥

X形双腿运动可以帮助腹部、后背、肩部、臀部减肥。动作要领：直坐在垫子上，屈膝，把带子绕过双脚脚底，作X形交叉，双手分别握住两端。保持膝盖弯曲状态，缓慢躺下。让双膝贴近胸部，肘部支撑地面，下臂举起，缓慢抬起头部和肩部。吸气，同时伸直双腿和双脚，使交叉的带子伸展成X形。默数1下，恢复初始动作，重复8次。如果觉得难度大，前5次不用把双脚抬起来；如果觉得难度小，每一次伸展开后，保持姿势的时间延长到默数5下。

"三宝茶"最适宜"三高"肥胖者常饮

生活水平日益提高，吃得好了，喝得好了，住行等各方面都得到了极大的提高，也正是这种优越的生活让更多人体内聚集了痰湿，不仅身体肥胖，同时高血压、高血脂、高血糖等也找上门来。

曾经接诊过一位女性患者，62岁，自述常吐痰，口黏腻，常感头昏、疲倦，食欲不振。患者身体肥胖，血液内胆固醇含量高，舌有瘀斑，舌苔白而厚腻，脉滑。问诊发现患者胸闷刺痛、四肢沉重。随即诊断患者为痰湿体质，且是因为痰湿内阻诱发高脂血症。在为患者开具了相应的药方后，建议她平时多喝"三宝茶"。

三宝茶

原料：菊花、陈皮、普洱茶各5克。

制作方法：将以上三者共研为粗末，用纱布袋包好后放入茶杯中，冲入沸水浸泡片刻即可饮用。

营养功效：消痰除湿；适用于高血脂、高血压、高血糖的预防，并能缓解"三高"症状。

"三宝茶"中，陈皮有理气健脾、燥湿化痰的功效。菊花味辛、甘、苦，性微寒，归肺、肝经，具有清肝明目、疏散风热、消脂降压等功效。体内有痰湿，且血压、血脂较高的朋友，在平时喝茶时，不妨加入适量菊花，不仅能降低血脂、平稳血压，还对心血管有良好的保健作用。

普洱茶具有清理肠道、降脂降压、减肥的功效。生茶更适合年轻人群，但生茶活性成分较多，容易失眠、感冒发热、胃溃疡患者以及孕妇不宜饮用。

普洱茶有生茶熟茶之分，熟茶汤色偏红，性偏温，生茶汤色偏绿，性偏凉。普洱茶与脂肪代谢有着很深的关联，研究显示，经过独特的发酵过程，普洱茶可以分解腰腹部脂肪。

其实在《本草纲目拾遗》中就记载普洱茶"解油腻牛羊毒，虚人禁用。苦涩逐痰，刮肠通泄……消食化痰，清胃生津，功力尤大也"，表明普洱茶能去油腻、消食养胃、化痰降浊、润肠通便。

所以，痰湿体质肥胖且有高血脂的朋友，不妨常喝普洱茶。可以每天早上起床后空腹饮大约500毫升的淡茶，午饭半小时后再饮一杯浓度适中的茶，晚饭后半小时再饮一杯。如此饮用就可以起到刮油降脂的功效。

我们还是回到"三宝茶"上来，"三宝茶"凝结了菊花、陈皮和普洱三者的功效，对于痰湿肥胖且有"三高"的朋友来说平时应常喝此茶。而且渚既可以单独泡茶饮用，也可以两两搭配泡茶饮用。不管是单独饮用，还是搭配饮用，都对痰湿体质肥胖者有一定的养生保健效果。

减肥除湿小妙招：蛙式伸展运动减肥

蛙式伸展运动可以帮助后背、臀部、肩部、双臂、腹部减脂。动作要领：先取跪姿，脚尖踩地，脚跟立起，把带子绕过双脚尖，两手握住两端。缓慢俯卧到垫子上，伸直双腿，双手放在垫子上，掌心朝下。利用腹部和腰部的力量缓慢抬起头胸部，呼气，举起双手与肩等高，同时抬起双腿。转动手臂使掌心向外，绷直双腿。呼气，转动手臂使掌心恢复朝下，放下大腿。重复8次。如果觉得难度大，胸部和大腿可以都不举起来，放在垫子上；如果感觉难度低，每组动作的最后转动手臂使掌心朝下的同时，往两边打开双腿，默数3下再放下。

"瓜类"中藏有祛湿消肿的"减肥明星"

痰湿体质肥胖者，盛夏梅雨季节时，内外合邪，体内湿邪更重，湿阻中焦，致使脾土运化功能失常，不能正常升清降浊，由此便出现昏昏欲睡、浑身重浊的现象，同时还伴有严重水肿。此时，就需要祛湿消肿、健脾，使脾胃升清降浊的功能恢复正常，继而才能让整个身体变得轻快、舒畅，让肥嘟嘟的赘肉消除。而饮食物中的"瓜类"是能够祛湿消肿的"减肥明星"。

冬瓜味甘、淡，性凉，归肺、大肠、小肠、膀胱经，具有化痰止渴、利尿消肿、清热解暑、润肺生津等功效，能够用来改善水肿、小便不利、高血压、肝硬化等症。冬瓜历来有减肥的功效，《本草纲目》中就记载冬瓜"令人好颜色，益气不饥，久服轻身耐老"，说的就是常吃冬瓜可养颜护肤、畅通气机、减肥、延缓衰老。《本草再新》说冬瓜可以"利湿祛风，消肿止渴，解暑化热"，明确指出了冬瓜祛湿消肿的作用。此外，对于女性朋友来说，冬瓜还是美容佳品，经常食用，可以令肌肤柔润、白皙、嫩滑，还能有效预防皱纹的产生。

冬瓜鲤鱼汤

原料：鲤鱼1条，冬瓜1000克，葱段、姜片、油、盐各适量。

制作方法：
1. 将鲤鱼宰杀后处理干净，冬瓜去皮洗净切块；
2. 锅内加油烧热，下鲤鱼煎至两面泛黄后，加水，放入冬瓜块、葱段、姜片，大火煮沸后，转中小火煮至鱼熟、冬瓜块软烂后加盐调味即可。

营养功效：健脾除湿，利水消肿，适合于水肿、小便不利者食用。

南瓜味甘，性温，归脾、胃经，具有补中益气、化痰排脓、解毒杀虫等功效，能够改善高血压、久咳多痰、小便不畅等病症。现代研究发现，南瓜中含有果胶，它是一种能在消化液中水解的储存性多糖类，即可溶性纤维，可以起到保护胃肠消化道黏膜的作用，能防治消化道溃疡。而且果胶还可以与人体中多余的胆固醇黏结在一起，降低胆固醇含量，对防治动脉粥样硬化、高血压、缓解便秘等有辅助作用。

南瓜汤

原料：南瓜300克。

制作方法：将南瓜去皮、瓤，洗净切成小块，放入锅中，加水适量，煮至南瓜软烂后直接吃瓜喝汤即可。

营养功效：健脾除湿，利水消肿；适合于水肿、小便不畅者食用。

西瓜味甘，性寒，具有清热解暑、生津止渴、利尿除烦的功效，能够治疗胸膈气壅、满闷不舒、小便不利、暑热中暑等症。喜欢吃西瓜的朋友都有一个感受，吃完西瓜后小便的次数多了，这就是因为西瓜具有通利小便的功效。对于体内有痰湿且四肢水肿严重的朋友，可以适量吃些西瓜。不过西瓜性寒，体寒以及脾胃虚寒的朋友应尽量少吃。

西瓜汁

原料：西瓜300克，蜂蜜适量。

制作方法：将西瓜去皮、籽，切成小块，放入榨汁机中搅打成汁，倒出调入蜂蜜饮用即可。

营养功效：清热解毒，利尿消肿，生津止渴，降低血压。

另外还有不少的瓜类食物比如甜瓜、哈密瓜等，也具有一定的利水消肿功效，有水肿现象的朋友平时不妨多吃些"瓜类"食物。

减肥除湿小妙招：伸展运动减肥

伸展运动可以帮助大腿、后背和肩部减脂。动作要领：带子缠过右脚尖，右手抓住两端，侧身，双腿重叠，双膝弯曲。把右手放置在臀部，左手掌心朝下放在垫子上。抬起臀部，呼气，拉动右手，把右腿举起与头等高，吸气，放下右腿。重复4次，再换左腿。感觉动作难度大的话，不用抬起臀部；感觉难度小的话，左膝也要抬起来。

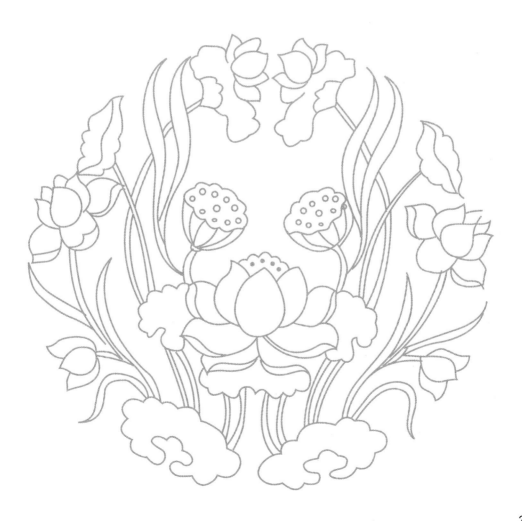

高粱是燥湿祛痰的健脾"五谷之精"

如今老百姓很崇尚养生，同时也认可五谷杂粮的养生作用，其实，平时多吃些五谷杂粮对健脾养胃、燥湿祛痰、减肥有明显的作用。

中医认为，痰湿的生成与过食大鱼大肉以及细粮有着很大的关系，尤其是肥肉等油脂类含量非常高的食物，很容易在体内聚集助湿。而五谷杂粮等粗粮则很少诱发痰湿，还因为富含膳食纤维等利于排便清毒，同时也起到了减肥瘦身的作用。高粱作为五谷杂粮的一种，就是健脾、燥湿祛痰的佳品。

高粱有"五谷之精"的美誉，其味甘，性温，归脾、胃经，具有健脾温中、消积和胃、燥湿祛痰的功效，脾虚被湿邪所困、消化不良以及湿热下痢、小便不利等症者，多吃些高粱，就能在一定程度上缓解这些不适症状。

高粱有两种，一种是以东北产地为主的不黏的高粱，另一种是性黏的高粱。不黏的高粱健脾养胃、除湿的功效更胜一筹，而黏糯的高粱与糯米一样，是造酒的上等原料，其酒汤清澈透明、浓香扑鼻、甘润爽口、回味绵长，我国著名的茅台酒、泸州特曲、竹叶青等，都是由优质的高粱酿制而成的。对此，《本草纲目》早有记载，说高粱"有二种，黏者可和糯秫酿酒作饵，不黏者可以做糕煮粥"。就是说黏的酿酒，不黏的可以蒸饭、煮粥、磨面做糕点等。接下来我们就介绍一道由高粱熬煮的粥。

小枣高粱粥

原料： 高粱米300克，玉米糁100克，白糖适量。

制作方法：

1. 将高粱米、玉米糁分别洗净，高粱米用清水浸泡1小时左右；
2. 将高粱米、玉米糁一同放入锅中，加水适量，大火煮沸后，转小火熬煮成粥，粥熟后加糖调味即可。

营养功效：益气健脾，开胃生津，增强食欲。

高粱还可以直接炒熟后研为细粉冲泡食用，下面就来介绍一下它的做法。

高粱大枣糊

原料：红高粱100克，大枣10枚。
制作方法：
1. 将红高粱、大枣洗净晾干，大枣去核；
2. 锅加热，用小火先将大枣炒焦后，再将高粱米炒至焦黄，接着再将两者一同研为细末，服用时，直接取两者细末用沸水调匀沏泡即可。

营养功效：助消化，止泄泻，尤其适合于消化不良、大便稀薄不成形者食用。

需要注意的是，虽然绝大多数的粗粮都具有宽肠通便的功效，但是高粱更适合脾胃虚弱呈现腹泻、消化不良等症者食用，具有补脾和胃的作用，由于其涩肠的效果较为明显，因此便秘者应少吃或者不吃高粱，以免加重便秘症状。

减肥除湿小妙招：挥臂运动减肥

挥臂运动可以帮助腹部、肩部减脂。动作要领：坐在垫子上，屈膝，把带子缠住两腿的小腿肚，两手抓住带子两端，躺下，小腿举起，与地面平行，双手向下拉直带子，要注意双手伸直，同时抬起头和肩部。吸气，快速拉紧与放松带子交替5次，呼气，再快速拉紧与放松带子交替5次。觉得难度较大者可以把头和肩部放在垫子上；觉得难度小的人两手要更贴近大腿，以增加带子的阻力。

二陈汤，燥湿化痰的经典名方

在日常的出诊当中，经常会遇到因为肥胖困扰来就诊的患者。曾经有一位女性患者，在一年多的时间里，身体明显变胖，增重21.5公斤，尤其是腹部脂肪变得肥厚。问诊中，发现患者经常感到头晕，记忆力下降严重，喉咙间有痰，且常感到疲乏无力，脚下就像踩着棉花一样，有时候全身还有发木的感觉，饮食和睡眠都正常。临床检查发现并没有血压、血脂指标偏高的迹象，诊断患者为单纯性肥胖。应从健脾化湿理气方面治疗，以减轻体重。给患者开具二陈汤，并在之后的几次复诊中进行加减，3个月后，体重下降了15公斤。

二陈汤

原料：半夏、橘红、白茯苓、甘草。
制作方法：
以上四味药加生姜7片，乌梅1个，水煎温服。
功效主治：燥湿化痰，理气和中；主治湿痰证，症见咳嗽痰多、色白易咳出、恶心呕吐、胸膈痞闷、肢体困重，或头眩心悸、舌苔白滑或腻，脉滑。

上述案例是单纯性的肥胖症，病机为脾虚湿困、痰瘀交阻。脾虚清气不升，浊气不降，津液凝滞，瘀积成痰，所以，治瘀痰先要治脾。患者虽然没有合并高血压、高血脂等症，但是治疗上也并不简单，通过复诊对药方做加减，比如加入了苍术、白术、大腹皮、泽泻、车前子以及香附等药，使湿气排出通道畅通，气机畅通则脾胃功能正常，使痰湿断了"生生之源"。

其实，二陈汤是燥湿化痰的经典名方，方中半夏辛温性燥，能燥湿化痰、和胃止呕；橘红即陈皮，其性温燥，能理气化痰；茯苓健脾渗湿，甘草和中补脾，能使脾健而湿化痰消。由此，全方共奏燥湿化痰、理气和中之效。之所以叫"二陈汤"，是因为半夏和陈皮都是以陈旧者为佳。

历代医家根据痰的成因和性质，在二陈汤基础上创立了不少新的祛痰方剂，比如涤痰汤，就是在二陈汤的基础上加了胆南星、枳实、人参、菖蒲、竹茹、大枣组成的，其目的在于涤痰开窍，治疗痰迷心窍而致的中风、舌强不语等症；此外，重在理气化痰、行气开郁的导痰汤，也是在二陈汤的基础上加制南星、枳实和生姜组成的，对于风痰上扰所致的头晕头痛以及痰饮壅盛所致的胸膈痞塞、恶心呕吐、不思饮食、咳嗽痰多等症有良好疗效。

二陈汤偏于辛热，因此口渴有痰、喜欢喝水的人，运用本方时更适宜去半夏，以贝母、瓜蒌替代。但应注意，此中药名方在应用时还需要有专业医生的指导。

方中陈皮、茯苓，在前面曾为大家推荐过一道茶饮，其实二者还可以一起配伍煮粥，下面就来介绍此粥的做法。

陈皮茯苓粥

原料：陈皮、茯苓各10克，粳米100克，白糖适量。
制作方法：
1. 将陈皮、茯苓洗净后，加水煎煮取汁；
2. 粳米淘洗干净，与上述药汁一同煮粥，粥成后加白糖调味即可。

营养功效：健脾燥湿，化痰祛脂，理气止咳；常用于防治胸胁胀痛、疝气、乳胀、胃痛、食积等症。

减肥除湿小妙招：揉肚子减肥（一）

站直，双脚稍分开，留一个拳头的空位，骨盆中正，背部肌肉向上拉伸，腹部肌肉适当收紧。手指并拢，于肚脐左右两侧用双手以拧毛巾状轻轻捏掐腹部赘肉。

在推拿保健中轻松除痰湿

脾胃功能失调，水谷精微以及多余的水湿停聚在体内，为痰湿打下了基础，因此将这一基础"打碎"，痰湿就失去了源泉，接着再除痰湿就轻而易举了。畅通经络，使气血畅通无阻，是祛除痰湿的关键，而且经络养生在中医养生中也占据着非常重要的地位。下面我们就介绍几个穴位，以辅助祛除体内痰湿。

1. 中脘穴 中脘穴与脾胃有着密切的关系，称为胃的"灵魂之穴"，而且是手太阳小肠经、手少阳三焦经、足阳明胃经、任脉的交会穴。刺激此穴可以改善脾虚的现象，让脾胃功能得以恢复，同时还能调理因为脾胃功能失调引起的各种病症。

位置：肚脐以上4寸处。

按摩：将右手中指、食指指腹放在中脘穴上，稍微用力，然后在穴位上做有一定穿透力的圆形运动，顺时针、逆时针均可。按摩力度以被按摩处有明显酸胀感为度。

2. 水分穴 水分穴是任脉上的重要穴位，刺激此穴可以消水肿，并且能够帮助肠胃蠕动，还可以锻炼腹肌，避免小腹突出，痰湿体质引起的小肚腩问题也可以通过此穴得到改善。

位置：位于腹部正中线，肚脐上1寸处。取仰卧位，在上腹部，将神阙与胸剑结合点连线进行8等分，连线的下1/8与7/8交点处即是此穴。

按摩：用手按压此穴即可，以按压有酸胀感为度。

水道穴可以治疗小腹胀满、小便不利等症，如果将水分穴和水道穴搭配进行刺激，就可以起到通利水道、利水消肿的功效。

3. 神阙穴 刺激神阙穴能起到温补脾肾、回阳救逆、调理脾胃、理肠止泻等功效，还具有温经通络、祛风除湿、调和气血的作用，能够帮助痰湿体质者改善脾胃功能，还有利于消除因痰湿聚集导致的小肚腩。

位置：肚脐中央。

按摩：将中指隔着衣服压在肚脐上，使肚脐有一定的压迫感，但又不太难受为度，接着排除杂念，将注意力集中在肚脐上。如此保持自然呼吸100次以上，放松。每天睡前指压一次即可。

艾灸：可以采用隔盐灸的方法，即将少量食盐放在肚脐窝中，上面放上钱币大小的生姜片，然后用艾条灸。每天坚持灸10~15分钟，灸一个星期左右即可。注意温度不要太高。

4. 关元穴 关元穴是补气要穴，刺激此穴，能起到补肾壮阳、温通经络、理气和血、补虚益损、壮一身之元气等作用，非常适合痰湿体质者祛除体内病邪。

位置：位于腹部，肚脐向下3寸，即并拢四指处即是。

艾灸：艾灸时采用温和灸（靠近穴位施灸，并保持一定的距离，1厘米左右为宜）。点燃艾条后对准穴位进行施灸，以患者感觉热度适中，不过分灼热为宜。一般保持10~15分钟即可，皮肤有潮红感为止。

按摩：以关元为圆心，用左手掌或右手掌做逆时针及顺时针方向摩动3~5分钟，然后随呼吸按压关元穴3分钟即可。还可以将双手交叠在一起置于此穴上，稍用力，快速而小幅度地上下推动，直到局部有酸胀感为止。

5. 阴陵泉穴 阴陵泉穴如果受湿气入侵，会出现膝盖疼痛、两脚笨重、行走不畅的感觉。而刺激此穴，能够达到清利湿热、通经活络的效果，可以帮助缓解腹胀、膝痛等不适感。

位置：位于小腿内侧，在胫骨内侧髁后下方凹陷处。采用正坐或仰卧姿势，由膝盖下方向膝盖方向摸索，在膝盖内侧碰到大骨处即是。

按摩：以点按为主，每次按摩100~160下，每日早晚各1次。

艾灸：可以每天用艾炷熏灸此处3~5分钟。

6. 足三里穴 足三里穴是中医养生要穴，刺激此穴可以畅通气血、温中散寒、化瘀消肿、健脾和胃、增强正气等，能够防病强身、延年益寿。

位置：位于小腿前外侧，当犊鼻穴下3寸，距胫骨前缘一横指处便是。也可站立，把同侧的手掌张开，虎口围住髌骨上外缘，四指直指身下，食指按在胫骨上，中指尖所指的地方即是此穴。

艾灸：将艾条一端点燃，对准足三里，距0.5~1.0寸进行熏灸，使患者局部有温热舒适感即可，一般每侧穴灸15~20分钟，至皮肤稍呈红晕为度，隔日施灸1次，一个月灸10余次为宜。老年人可于每日临睡前30分钟左右施灸。施灸时注意避风。

按摩：将拇指或中指在足三里穴处按压，每次5~10分钟。按压时以感到有针刺样的酸胀感、发热感为宜。

对于长时间坐在办公室的上班族来说，长时间坐着，难免会感到体乏肢酸，如果了解了上述穴位的大致位置，闲暇时对这些穴位做简单的按摩刺激，不仅能舒缓身体，同时还能有助于强身健体，进而祛除体内的痰湿病邪。

减肥除湿小妙招：揉肚子减肥（二）

保持站直的姿势，打开左右手，手指并拢伸直，放于左右胸部下方，手指的上半部分与上腹部接触，然后垂直往下，用指腹缓缓地往下腹推压，做10个来回。

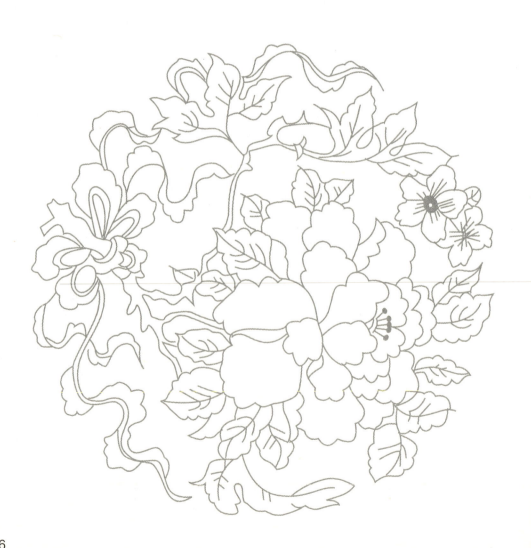

第三章
补肾利湿除水肿，帮你消除恼人的"病态肥"

中医认为"肾主水"，这里的水指的就是体内一切正常液体的总称。《黄帝内经》中说，"肾者主水，受五脏六腑之精而藏之"，还说"肾者，水脏，主津液"，说的就是肾起着主持和调节人体水液代谢的作用。《景岳全书》中说"肾主水，水泛亦为痰"，如果肾代谢水液的功能失常，水湿停滞于体内，最终就成了痰湿，痰饮、水肿等病症就会出现。因此，减肥瘦身除痰湿，还需要强肾补肾，保持肾调节水液的功能正常发挥。

肾主水，强肾补肾让水湿正常输布、排泄

前面说了痰湿与脾的关系，并且带大家了解了如何通过健脾强脾来祛除体内的痰湿，不过痰湿的形成，与肾也有着密切的关系。

中医认为"肾主水"，这里的水指的就是体内一切正常液体的总称。《黄帝内经》中说，"肾者主水，受五脏六腑之精而藏之"，还说"肾者，水脏，主津液"，说的就是肾起着主持和调节人体水液代谢的作用。《景岳全书》中说"肾主水，水泛亦为痰"，如果肾代谢水液的功能失常，水湿停滞于体内，最终就成了痰湿，痰饮、水肿等病症就会出现；而肾的水液调节作用正常，就能避免多余的水液在体内集聚，由此就避免了痰湿在体内生成。因为肾虚不能正常调节水液所致的肥胖就属于"病态肥"，按照常法减肥的话，往往起不到理想的效果，只有将肾补益好了，才能真正达到减肥目的。

肾主水液的这一功能主要是通过肾的气化作用来实现，具体来说，有以下三个方面的表现。

首先是促进各脏腑的气化作用。肾是人体的先天之本，肾的气化功能也是全身气化的总动力，能够促进各脏腑气化的作用。正常情况下，体内的津液，通过胃的摄入、脾的运化以及转输，还有肺的宣发和肃降，最后在肾的蒸腾气化作用下，然后通过三焦，输送到全身。《景岳全书》中就说"盖水为至阴，故其本在肾"，说的就是人体津液之本在肾。这种经过肾代谢后的津液，变为汗液、尿液和气被排出体外。肾的重要作用就在于，它的蒸腾气化，主宰了整个身体的津液代谢，不管是肺还是脾等，对水液的调节，最终都要依赖肾中精气的蒸腾气化，尤其是尿液的生成和排泄，与肾中精气的蒸腾气化直接相关，而尿液的正常生成和排泄，对体内津液代谢平衡又起着至关重要的作用。

其次，膀胱的开合由肾说了算。尿液的正常排泄，对体内水液的平衡起着重要作用。中医认为，"肾司二阴，主二便"，膀胱的开合依赖肾的气化。肾的气化正常，膀胱开合也正常，尿液可以正常排出；但如果肾的气化失常，膀胱的开合就受到影响，致使其开合不利，由此就出现了尿少、水肿等症；或者膀胱少了约束，致使多尿、遗尿等症状出现。

最后，肾与三焦的气化有关。三焦是水液运行的道路，《黄帝内经》就有"三焦者，决渎之官，水道出焉"的理论，同时还有"肾合三焦、膀胱"的说

法。所以,肾的气化功能正常,三焦水道就通利,气化正常,水液输布、排泄等都正常;但如果肾的气化功能失常,三焦气化也会失常,致使水道不利,水液停聚,由此就出现了水肿、胀满等症。

所以,临床上由于水液代谢失常引起的水肿、小便不利,或者遗尿、尿失禁等症,基本上都会从温肾利水、益肾固摄的角度去治疗,而且对于因其他脏腑气化失常所致的水液代谢失常等问题,也都是从肾的角度治疗。

因此,日常养生防治痰湿,还要多吃些补肾养肾的食物,同时也要进行一些有益于肾的小功法、小动作等,接下来的几节就会为大家具体介绍一些实用的方法。

减肥除湿小妙招:揉肚子减肥(三)

两手打开,手指并拢伸直,分别放于肋骨下方,指尖相对,然后水平地从外侧往中央推压上腹部,每次做10个来回,每天做3~5次。

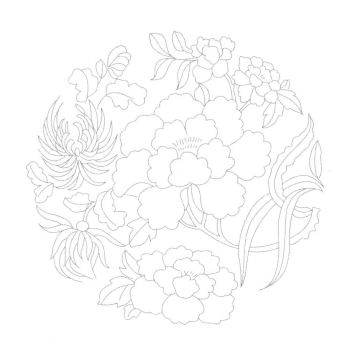

玉米须煮茶，是非常好的减肥瘦身饮料

肾代谢水液失常，最明显的一个症状就是水肿，还常伴有小便不畅等症。这也是体内水液泛滥成"灾"的一大表现，如果不能及时将这些水液进行调节、排出的话，就积聚为痰，形成痰湿了。而已经形成痰湿体质的人，更应该积极养肾、调节水液，如此才能让水肿消失，让小便畅快。遇到这种情况，我们就不妨试试玉米须。

玉米须就是玉米皮包裹下的丝丝缕缕的像胡须一样的东西，又称为龙须。用来泡水喝口感很好，甜丝丝的，不仅对身体有益，还经济实惠，可以作为全家人的保健茶。从中医的角度来说，玉米须味甘，性平，归膀胱、肝、胆经，有清湿热、理肝胆、利尿消肿的作用，临床上常将它作为降血压、降血糖、降血脂等保健药物，同时也用于肾炎水肿的治疗。比如《民间常用草药汇编》中就记载玉米须可以降低血压、利尿消肿；《四川中药志》也记载玉米须能清血热、利小便。由此可以看出玉米须有利尿清热、消肿的作用。

现代药理研究也表明，玉米须中含有大量的硝酸钾、维生素K、谷固醇、豆固醇和一种挥发性生物碱，这些物质具有利尿、降压、降血糖、止血、利胆等作用。因此，以玉米须为主药制成的中医验方非常多，治疗病症也非常广泛。

中医有"肾与膀胱相表里"的说法，书中虽然没有玉米须直接对肾有养护作用的记载，但是它可以通利膀胱、畅通小便，由此也能说明它有助于肾的补养。

玉米须的服用方法非常简单，用它来煮汤饮用即可。

玉米须汤

原料：干玉米须50克（鲜品100克）。

制作方法：将玉米须洗净后，放入砂锅中，加水适量，煎煮约1小时后，取汁饮用即可。

营养功效：清热利湿，利尿消肿。

不少人都喜欢吃煮玉米，但煮之前很多人都习惯将玉米须连皮一

起丢掉，其实这种做法非常浪费。如果将玉米须和玉米一起煮，煮熟后吃玉米喝汤，而这汤就成了一道非常方便的保健茶，尤其在夏季饮用这种保健茶，既清热消暑，还能利尿消肿，是非常好的减肥瘦身饮料。

在煮玉米须茶的时候，还可以根据自己的喜好，在其中加入其他辅料，比如菊花、枸杞子等，为了让减肥瘦身效果发挥更出色，我们可以用荷叶来搭配玉米须一起煮茶饮。

玉米须荷叶茶

原料：玉米须25克（鲜品50克），荷叶10克（鲜品30克）。

制作方法：将玉米须与荷叶分别洗净后，放入砂锅中，加水适量，煎煮1小时左右，取汁代茶饮用，连续饮用2～3个月。

营养功效：清热利湿，利尿，降脂化浊，减肥瘦身。

此外，我们再介绍几个玉米须用于防治肾虚水肿的食疗方法。

肾炎水肿尿少：玉米须50克，黄精10克，水煎服。每日1剂，分早、晚2次服用。可以除湿利尿、消水肿。

膀胱炎、小便黄赤：玉米须50克，车前子（包煎）9克，甘草6克，煎汤。每日1剂，分早、晚2次口服，5天为1个疗程。可清热利尿、消炎。

尿血：玉米须50克，白茅根18克，水煎服。每日1剂，分早、晚2次服用，5天为1个疗程。可清热利尿、消炎止血。

减肥除湿小妙招：揉肚子减肥（四）

挺直腰背，背部肌肉向上拉伸，收紧腰腹周围的肌肉，左右手交替从侧腰的下方往上有节奏地轻擦，将两腰上的多余赘肉都往上提拉，两手各轻擦10次。

竹笋化痰"利水道"可消肿瘦身

在对付痰湿肥胖的过程中，我们要特别提一下竹笋。文人李笠翁把竹笋誉为"蔬食中第一品"。此外，竹笋不仅是一道滋补佳品，而且有较为广泛的药用价值。

中医认为，竹笋味甘、微苦，性微寒，归肺、胃、大肠经，具有清热化痰、益气和胃、养肝健脾、消油腻、利水道、利膈等功效，能用来辅助治疗水肿、腹水、足肿、急性肾炎水肿等症。竹笋的这一功效在不少中医典籍都有记载，比如《本草求原》中就说竹笋"清热除痰"，《随息居饮食谱》也认为竹笋可以"降浊升清，开膈消痰"，唐代名医孙思邈在《千金方》中指出竹笋"主消渴、利水道、益气力、可久食"，明代药物学家李时珍在《本草纲目》中认为竹笋有"化热、消痰、爽胃"的功效，清代养生学家王孟英在《随息居饮食谱》中则说竹笋"舒郁、降浊升清，开膈消痰"，这些都在提示大家，竹笋是痰湿肥胖者减肥的佳品。

现代营养学研究也表明，竹笋具有低脂肪、低糖、多纤维、少淀粉等特点，因此，非常适合体内有痰湿的肥胖者食用。

一年四季当中，春、夏、冬三季都能吃到鲜嫩的竹笋，其中春笋和冬笋的味道最好。下面我们就来介绍一道由竹笋制成的适合痰湿肥胖者养生保健的食疗方。

春笋粥

原料：小米100克，春笋100克，盐、鸡精各适量。
制作方法：
1. 将春笋去皮，切成薄片，洗净；
2. 小米洗净后，放入锅中，加水适量，大火煮沸后，转小火煮至半熟时，加入春笋片，继续煮至粥熟，调入盐、鸡精即可。

营养功效：通利水道，化痰消肿，消食，养脾胃，促进肠道蠕动。常食能滋养身体，消除腹部肿胀、便秘等症状。

竹笋有特有的清香，常吃可以开胃、促消化，对消化不良引起的各种病症有很好的食疗作用。同时竹笋含有大量的植物纤维，这种物质能促进肠蠕动，增加肠道对水分的贮留量，降低了粪便的黏度，更利于粪便的排出，因此，对于治疗便秘、预防肠道疾病等有益。

竹笋与鲤鱼一同煮汤，也能起到良好的除湿降浊效果。

竹笋鲤鱼汤

原料：鲤鱼1条，鲜竹笋500克，西瓜皮400克，眉豆50克，姜片、盐、味精、料酒各适量。

制作方法：

1．将鲜竹笋去壳，削皮，切片，西瓜皮去外面的硬皮，切成小块，将鲤鱼宰杀处理干净后，在鱼身上划"十"字纹，眉豆洗净；

2．将鲤鱼、竹笋片、西瓜皮块、眉豆、姜片放入锅中，加入开水和料酒，用大火煮沸后，再转用小火煲2小时后，加盐、味精调味，接着继续煮3～5分钟即可。

营养功效：祛湿降浊，健脾利水。非常适合痰湿体质者因湿浊内盛而引起的身重困倦、足胫水肿麻木、肥胖等症状以及高血压、高血脂等患者食用。

其实，竹笋用来炒、烧、拌、焓等都可以，还可以用来做配料或包子馅、饺子馅、春卷馅等，在为人们提供美味的同时，还起到了清油肚肥肠的效果。

选购竹笋也是有技巧的，笋体粗壮、笋节短小、笋壳嫩黄或淡黄略带粉红、笋壳完整、饱满光洁，整个竹笋干湿适中、没有凹陷和断裂痕迹，这样的竹笋质量上佳。

减肥除湿小妙招：揉肚子减肥（五）

左右手的手指自然并拢，沿着骨盆下侧，轻轻地按压此处，令热力输送到腹部内侧，然后往上轻擦腹部，令内脏提拉恢复平衡，注意拇指是收在手掌上的。

"赤豆鲤鱼汤"让湿邪从小便溜走

对付痰湿，大家不妨常吃"赤豆鲤鱼汤"。赤豆鲤鱼汤主料就是赤小豆和鲤鱼，两者在除痰湿方面都有不错的效果，尤其可以通利小便，利于湿邪的排出。

赤豆味甘，性平，归心经，具有健脾利湿、消肿解毒、清心除烦等功效。赤豆的养生功效主要体现以下三个方面。

①利水湿、消水肿。古代医家多将赤豆作为利尿剂来治疗多种水肿，比如肾性水肿、心源性水肿、肝硬化腹水、脚气病水肿以及孕期产后水肿等。

②消肥胖。在唐代陈士良的《食性本草》中就有赤豆"久食瘦人"的记载。

③通乳汁。产后缺奶，民间就常用赤豆煮粥或汤来服用以催乳，比如《产书方》中就记载"乳汁不通，煮赤小豆取汁饮"，说的就是赤豆汤饮具有通乳的功效。

鲤鱼味甘，性平，归脾、肾、肺经，具有补脾健胃、通乳汁、利水消肿等功效，可用于脾胃虚弱、饮食减少、食欲不振、脾虚水肿、小便不利，或脚气、黄疸等症。《本草纲目》中这样记载："鲤，其功长于利小便，故能消肿胀、黄疸、脚气、喘嗽、湿热之病，煮食下水气，利小便。"说的就是鲤鱼具有消水肿、利小便的作用。

在长期的实践中，明代医药家李时珍就发现，用赤豆与鲤鱼、鲫鱼等一起煮食，可以利水消肿、通利小便，让多余的湿邪从小便排出。所以，痰湿肥胖者日常多吃赤豆鲤鱼汤总是没错的。

赤豆鲤鱼汤

原料：鲤鱼1条（1000克左右），赤豆50克，陈皮、草果各5克，植物油、姜片、葱段、盐各适量。

制作方法：

1. 将鲤鱼刮净鳞片，去鳃和内脏，洗净，赤豆、陈皮、草果洗净，先用清水浸泡1小时；

2. 锅内加油烧热，炒香姜片、葱段，将鲤鱼过油煸炒，然后将赤豆、草果、陈皮一同放入鱼腹中裹好；

3. 砂锅加水烧沸，放入鲤鱼，加盐调味，改用中火炖15分钟即可。

营养功效： 清热化痰，健脾利湿，补肾消肿。非常适合痰湿体质者见疲劳、四肢无力、浑身困重、气喘、气促、食欲差等食用。

中医养生讲究五色养五脏，而赤豆色红，可以养心，由此李时珍称赤豆为"心之谷"。尤其是小满时节，雨水较多，雨量也大，湿气和暑气都重，在这种环境影响下，人的情绪波动也较大，所以此时多吃些赤豆最是消暑、清热、祛湿，还养心安神。

而且现代研究也发现，赤豆富含钙、铁、锌、硒等营养元素，其中富含的钾元素，能够补充人体因为夏季炎热出汗而流失的钾离子。

暑夏是多雨湿重的时节，用赤豆与节瓜等一起煲汤是很好的选择。

赤豆节瓜汤

原料： 赤豆50克，山药30克，猪肉500克，节瓜500克，陈皮1/4个，姜片、油、盐各适量。

制作方法：

1. 将赤豆、山药、陈皮洗净，浸泡，陈皮刮去瓤壁，节瓜刮皮及茸毛，洗净，切块状，猪肉洗净，整块不刀切；

2. 将所有材料以及姜片一同放入锅中，加入清水，煮沸，然后改小火煲2小时，加适量油、盐调味即可。

营养功效： 清热消暑，开胃健脾，利水祛湿，消肿减肥。

痰湿体质者体内除了有痰湿之外，往往还有湿聚而化的热、火等，因此，痰湿体质者在夏季更容易出现一些病症，比如频繁中暑等。此时就更要注意多选择饮食，尽量多吃些赤豆类的食物，以减轻身体负担。

减肥除湿小妙招：揉肚子减肥（六）

将两手放至骨盆下侧，先轻轻按压，然后顺着骨盆下侧的边缘，往左右两侧斜着向上轻擦，以充分疏通腹股沟周围的淋巴结，从而达到排毒减脂的目的。

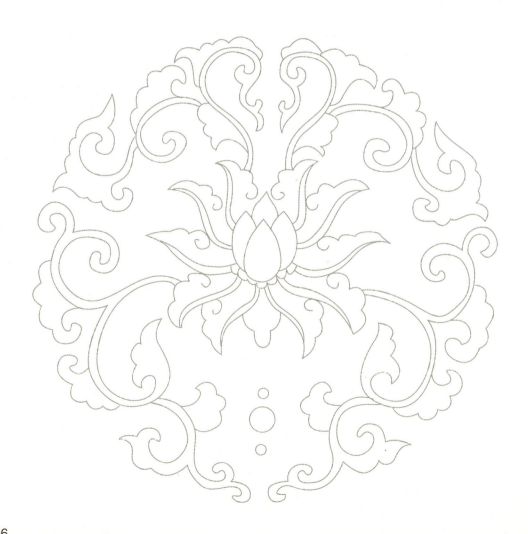

痰湿者要多吃"海产品"

来自海洋的食物,比如海带、紫菜、海蜇等,大多具有一定的除湿利水、化痰散结、养脾益肾、降血脂、降血压的功效。

海带味咸,性寒,归肝、胃、肾经,具有消痰、软坚、利水的功效。此外,现代研究还证明,海带能清除血脂、健脑补血。海带的吃法很多,煮汤、清炖、凉拌等都可以,比如单独用海带煮汤就能起到清热祛湿、减肥瘦身的效果,只要将适量海带丝加水煮沸,用盐、味精、胡椒粉调味即可。在此我们要为大家推荐一道海带糖浆。

海带糖浆

原料:海带500克,生姜50克,红糖适量。

制作方法:

1. 将海带、生姜洗净,切碎后放入锅中,加水适量,用小火煮沸;

2. 加入红糖,一边加一边搅拌,直到整锅汤呈黏稠状后,停火冷却,放入瓶中密封,每日3次,每次取15毫升,用沸水冲开后服用即可,10天为1个疗程。

营养功效:消痰祛湿,健脾和胃。对痰湿体质者症见痰多、气喘、咳嗽等有改善。也能辅助治疗慢性支气管炎、哮喘等。

紫菜味甘、咸,性寒,归肺、肾经,具有化痰软坚、清热利水、补肾养心等功效。甲状腺肿、水肿、慢性支气管炎、咳嗽、脚气、高血压等患者,都适合多吃些紫菜。朱丹溪曾说:"凡瘿结积块之痰,宜常食紫菜,乃咸能软坚之义也。"意思是说,紫菜能化解体内的坚硬之物,也包括痰。此外,在《随息居饮食谱》中也说,紫菜具有清热去烦、开胃等功效。

　　早餐用紫菜做汤是最常见的吃法，比如紫菜蛋花汤、紫菜虾皮汤等，不过因为紫菜属性寒凉，所以平时脾胃虚寒的人以及腹痛便溏的人不宜吃紫菜。身体虚弱的人食用时最好能加些肉类来降低其寒性，且一次不能吃太多，否则会引起腹胀、腹痛等症。下面就来介绍一道由紫菜和瘦肉制成的汤。

紫菜瘦肉汤

原料：紫菜50克，白萝卜50克，猪瘦肉30克，陈皮5克，生姜末、葱花、油、盐、胡椒粉各适量。

制作方法：

1. 将白萝卜洗净切片，猪瘦肉洗净切丝；
2. 锅内加油烧热，放入生姜末炝香，倒入清水，放入紫菜，用小火煮沸，接着下瘦肉丝、白萝卜片、陈皮，用中火煮沸后，调入盐、胡椒粉，撒上葱花即可。

营养功效：化痰软坚，清热利水，补肾养心。经常食用可以消除腿部脂肪，且能治疗甲状腺肿、高血压等症。

　　海蜇也是非常受大众欢迎的一种海产品，其味甘、咸，性平，归肝、肾经，具有清热化痰、消积去肿、润肠解毒、降压消肿等功效。对于海蜇的养生功效，在不少中医典籍中也有记载，比如《医林纂要》中就说海蜇可以化痰、祛湿邪；《随息居饮食谱》中也说海蜇可以清热消痰、行瘀化积等。海蜇的吃法也很多，凉拌、清炒等都可以，下面就为大家推荐一道用海蜇炒的豆芽，除湿利水的效果非常好。

海蜇炒豆芽

原料：海蜇、绿豆芽各150克，红椒丝、香菜段、胡椒粉、葱花、蒜末、油、料酒、醋、盐、味精各适量。

制作方法：

1. 将海蜇洗净切细丝，放开水中烫一下，捞出沥干水分，绿豆芽洗净；

2. 锅内加油烧热后，下入葱花、蒜末煸香，放入绿豆芽、海蜇丝、红椒丝、料酒、盐，用大火快炒约2分钟后，加入香菜段、胡椒粉、醋、味精翻炒均匀即可。

营养功效： 清热化痰，减肥瘦身；非常适合痰湿体质者食用。

减肥除湿小妙招：揉肚子减肥（七）

将右手手掌打开，手指自然伸直并拢，放在骨盆右上方、右侧腹部上，然后从外往内，从上往下地斜着轻擦右腹，做完后换左侧。可减少腹部赘肉。来回做几次。

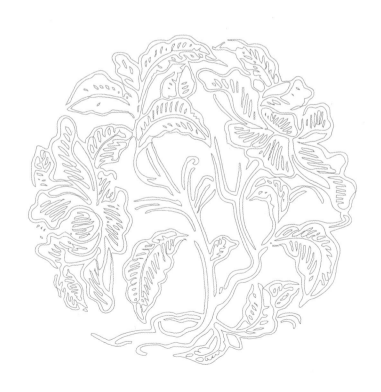

热水泡脚简单除湿祛水肿

大家平时会有这样的体验：在长时间走路或者长时间保持坐位后，下肢就会出现明显的水肿，其实，对于需要补肾的痰湿体质者来说，这种现象更为普遍，甚者在日常生活中下肢水肿都很明显。此时我们可以通过泡脚的方式来改善这种症状。

中医学认为，足底是各经络起止的汇聚处，分布着60多个穴位和与人体内脏、器官相连接的反射区。尤其是足少阴肾经起于足小趾端，斜向于足心（涌泉穴），出于舟骨粗隆下（然骨穴），经内踝后进入足跟，再向上沿小腿内侧后缘上行。也就是说，肾经在脚上有很重要的分布，所以经常泡泡脚，有刺激肾经的作用，对补肾扶正有益。

如果想要泡脚真正起到养生的目的，还要注重一些细节。

1. 泡脚时间 一般来说，晚上9点泡脚护肾、补肾功效最强。因为这个时段肾经气血较弱，所以此时泡脚可以使身体热量增加，体内血管扩张，促进体内血液循环。同时，白天紧张了一天的神经，以及劳累了一天的肾脏，都可以通过泡脚得到彻底放松和充分的调节，人也会因此感到舒适。因此不管你几点睡觉，最好在此时泡泡双脚。

虽然9点左右最适合泡脚，但是还需要注意的是，一定要在晚饭1小时后再泡脚。很多人晚上9点刚吃完晚饭，此时就不宜马上泡脚，否则会影响食物的消化和吸收，从而导致身体气血不足。

整个泡脚的时间不要超过30分钟，尤其是老年人，因为泡脚时血液会流向下肢，脑部易产生供血不足，泡脚的时间越长，这种现象发生的概率越高，因此需要特别注意对泡脚时间的控制。

2. 泡脚水的温度 泡脚水的温度也要控制好，最好在40℃左右，凉了可以加热水，但不可太烫。有些人喜欢用温度高的水烫脚，有些则直接用凉水冲脚，这样的做法都不正确，都起不到养生的效果。

泡脚时选用木质的泡脚盆比较好，这种盆不仅可以保持水温，如果用中药泡脚，还不会影响药效。

3. 泡脚水内容 很多人泡脚就是用单纯的温水，里面什么也不加。其实药浴也是中医养生的一部分，如果在泡脚的同时，将一些中药泡在水中，煎煮晾温后泡脚,会加强养生的效果。

比如在泡脚前,将适量的盐放入脚盆中溶化,再泡脚,可以起到补肾、抗衰老的作用。用盐水泡脚,可以让盐水的有效成分进入肾经,促进肾经的气血运行。

4. 配合按摩 泡完脚后,再做几分钟的足底按摩,更有利于促进全身的血液循环,调节全身的脏腑器官。这里介绍一个位于足底的穴位,那就是涌泉穴。涌泉穴直通肾经,是肾经的首穴。《黄帝内经》中讲:"肾出于涌泉,涌泉者,足心也。"也就是说,肾经之气来源于足下,涌出灌溉和滋养全身,而涌泉穴就是肾之源头。在足心凹陷处,踡足心时,足底会出现一个人字形沟,涌泉穴就位于人字形沟的顶点。每天洗完脚后,按摩涌泉穴十几分钟,然后上床入睡,长期坚持,会起到明显的补肾扶正的效果。

减肥除湿小妙招:揉肚子减肥(八)

保持全身直立,充分往上拉伸背部肌肉,挺直上身并收紧腹部肌肉,将左手横着放于后侧骨盆的上方,即后腰与臀部连接的部位上,然后顺着左侧腰线,往上轻擦后腰,左右交替地来回做几次。

第四章

肺贮痰，调水道，宣肺清肺除痰湿好减肥

"肺为贮痰之器"，由此可以得出痰湿的生成与肺有着直接的关系。体内有痰湿，肺的宣降功能失常，痰湿就集聚在肺中了，此时就会出现胸闷痰多等症状。从中医理论上来讲，肺有通调水道的作用，就是说，水液的输布运行、排泄等，都是肺在疏通和调节，而这个过程的实现，还是肺主呼吸、宣降等功能的体现。只有肺的功能正常，才能有效祛除痰湿。本章就从宣肺化痰的角度讲如何祛痰湿。

"肺是贮痰之器"，宣肺养肺让痰湿快速消失

前面我们说了，体内有痰湿，与五脏都有关系，尤其与脾、肺、肾的关系最为密切，下面就说说痰湿与肺的关系。

痰湿体质者有一个非常明显的特征就是胸闷痰多，而这与肺就有直接的关系。中医有"肺为贮痰之器"的说法，体内有痰湿，肺的宣降功能失常，痰湿就会聚集在肺中，出现胸闷痰多等症状。历史上的司马昭就是因为痰湿致命的。三国后期，司马昭独揽大权，生活水平日益提高，于是整日大鱼大肉，就是如此大吃，让原本健康强壮的身体逐渐转向了痰湿体质，所以经常有痰多胸闷的症状出现，虽然加以治疗，可是却没能找到痰湿的根本，结果就在他准备登基的时候，忽然中风不语，接着就一命呜呼了。

从中医理论来讲，肺有通调水道的作用，就是说，水液的输布、排泄等，都是肺在疏通和调节，而这个过程的实现，还是因为肺主呼吸、宣降等功能的体现，主要是两方面：一是肺气宣发，津液和水谷精微物质靠肺的宣发布散于全身，让全身的皮毛受益，同时还通过宣发卫气，让腠理正常开合，以使汗液正常排泄，调节体内水液的平衡；二是肺气肃降功能正常，津液和水谷精微物质能够正常向下传输，然后再经过肾的气化作用，该吸收的吸收，不吸收的废液就转化成了尿液通过膀胱排出体外。

从上面的叙述中我们就能看出，肺对体内水液的调节，一方面体现在呼吸和排汗上，另一方面体现在排尿上。大家可能要说了，排尿与肾相关，关肺什么事儿呢？其实中医有"肺主行水""肺为水上之源"的说法。从五脏的位置上来说，肺的位置最高，正是这一居高的位置，能够顺畅地让人体水液外达于体表，下输于肾和膀胱，由此才有了"行水""水上之源"的说法。

其实从中医五行来说这一点也可以解释通，中医认为，肾属水，肺属金，肺金生肾水，所以临床上补肾养肾多会注意养肺金，而且在一些病症的治疗上，也常常遵循"提壶揭盖"的方法。举个例子解释一下：肾性水肿，其根本是肾对水液的代谢无力，但是懂得"章法"的中医就会运用开上窍利下窍、宣肺利水、益气行水的方法来调肾，肾的问题却不从肾治，而是从肺治，这就是"提壶揭盖"，这种治疗方法往往都能取得较好的疗效。这就是肺对水液代谢所起到的特殊意义。

宣肺除痰湿，日常适合吃一些新鲜的水果、蔬菜，尤其是具有健脾利湿、化痰去痰的食物，比如白萝卜、荸荠、紫菜、洋葱、白果、扁豆、薏米、赤豆、冬瓜、海带等；要少吃易生痰生湿的食物，比如饴糖、石榴、大枣、枇杷、肥肉以及其他甜、黏、油腻、酸涩的食物等，比如李子、石榴"多食生痰"，柿子"凡中气虚寒，痰湿内盛皆忌之"，大枣属可补气养血，但易助痰湿，枇杷"多食助湿生痰"，痰湿体质者不宜吃。此外，海螺、蚌肉、牡蛎肉等海鲜以及鸭肉、梨、山楂等，也应少吃或者不吃。

所以，肥胖的痰湿体质者，若想达到祛除痰湿、减肥瘦身的目的，就要让脾、肺、肾"强强联合"全方面养护。

减肥除湿小妙招：面膜瘦脸

小脸是现今女人们的追求之一，而借用面膜就可以达到瘦脸的目的。中医认为脸部的肥胖一般是由痰、湿和气虚造成的，所以可以采取中药面膜瘦脸，中药面膜可以使面部多余的脂肪积极转化，促进局部新陈代谢，从而达到瘦脸的目的。比如木瓜酸奶面膜，只要取适量的木瓜和酸奶，将木瓜打成泥，放入酸奶中，两者混匀后，敷于脸上，15分钟后洗净。这样就可以起到美肤去脂的功效。

白芥子化痰逐饮，祛肺部、上焦的痰湿效果好

上焦尤其是肺部有痰湿壅阻时，多会出现咳喘痰多、胸满胁痛等症状，如果有朋友被痰湿所困，并出现了这些症状，不妨试试白芥子。

白芥子又叫炒芥子，其味辛，性温，归肺经，具有温肺豁痰利气、散结通络、止痛等功效，临床常用来治疗咳喘痰多、胸满胁痛、关节肿痛等症。

白芥子辛散温通，辛气重，散通的功效也非常明显，所以通经活络、舒畅气机以及祛寒豁痰、消散结肿的作用也很明显。对于白芥子的养生功效，在《本草纲目》中有这样的记载："利气豁痰，除寒暖中，散肿止痛，治咳嗽反胃，痹木脚气，筋骨腰节诸痛。"由此也能看出白芥子化痰祛湿的作用。《韩氏医通》中收录的"三子养亲汤"就是由白芥子和紫苏子、莱菔子一同制成的，是用来治疗寒痰壅肺、咳喘胸闷、痰多难咳等症的良药。

而现代药理研究表明，白芥子含有芥子苷、芥子碱、芥子酶等，这些物质具有较强的刺激作用，如果将芥子油弄到皮肤上，会产生发热的感觉，同时局部皮肤还会发红，甚至起水疱、脓疱。芥子粉能用来调味，可以促进唾液分泌，刺激胃黏膜，增加胃液、胰液的分泌，但是不能大量服用，否则会引起呕吐等不良症状。

在对付痰湿肥胖时，有经验的中医会采用压耳穴的方法，用白芥子压耳穴就是其中一种。具体方法是将白芥子药粒贴敷于耳穴上，按压2～3分钟后，用胶布固定住，每周换一次药即可，换5次药为1个疗程，如果还想继续压穴治疗，可以先休息1个月后，再继续进行第2个疗程。主要压穴点为饥点、口、肺、脾，配穴内分泌、直肠下段。坚持用白芥子压这些耳穴就能减肥，而且效果还不错。

因为白芥子具有辛散燥烈的属性，而且刺激性强，如果与粳米、小米等一同煮粥服用，就可以制约其刺激性，从而更好地发挥它养生保健以及治疗疾病的作用，尤其是对痰饮停滞、咳嗽气促、胸膈满闷、胁肋疼痛等症，效果非常好。

白芥子粥

原料：白芥子10克，粳米100克。
制作方法：
1. 将白芥子洗净，放入锅中，加清水适量，浸泡5~10分钟后，水煎取汁；
2. 粳米淘洗干净，与白芥子药汁一同煮粥服食即可，每日1剂，连续服用2~3天。

营养功效：温肺祛痰，通络止痛；适用于咳嗽气喘、胸膈满闷、肢体关节疼痛、麻木等症。

这道药膳粥品是李时珍收纳于《本草纲目》中的粥疗方。

因为白芥子具有温热的性质，可以燥寒痰，不过阴虚燥咳的人就不宜用了。白芥子外用涂敷时，因为刺激作用容易使皮肤发疱受损等，因此皮肤过敏者不宜用。

减肥除湿小妙招：按摩瘦脸

适当而正确地按摩可以让大饼脸变成俏丽小脸。可以先从右边脸颊做起，用拇指沿耳朵凹位向下顺按至锁骨位置，循环做10~20次；然后再按左边脸颊，能通顺淋巴腺和改善下巴轮廓。从鼻翼两边用食指画小圈，从颧骨两旁按至唇边，能消除脸颊水肿，做10~20次，可以有效抚平笑纹。

桑白皮宣肺利水，可"下病上治"

"提壶揭盖"法是中医特色治疗法，"下病上治"也体现了中医治病疗疾的特色：病在外治其内，病在下治其上，病在上治其下。比如小便不利、癃闭等病症，虽然病在下焦的肾和膀胱，但是治疗时却可以取上焦的肺，用宣通肺气的方法达到通利小便的目的。这也是因为肺主一身之气，气行则水行，气闭则水闭。比如在《名医类案》中就记载了朱丹溪的一个病案，患者小便不通，其病因就是肺部积痰了，上焦的肺气闭，下焦的膀胱就闭塞了，所以想通利小便，还要让上焦通，也就是要除掉上焦的痰湿。而要起到这一作用，大家可以试试中药桑白皮。

桑白皮味甘，性寒，归肺经，具有泻肺平喘、利水消肿等功效，临床常用于肺热咳喘、水肿胀满等症。比如《名医别录》中就记载了桑白皮的养生功效，说它"主去肺中水气……热渴，水肿……利水道……还能补虚益气……"，去肺中的水气，其实说的就是桑白皮能够去除肺中多余的湿邪，后面提到的"热渴""水肿""利水道"，说的则是它清热、利水的功效，不仅如此，服用桑白皮还能"补虚益气"，提升机体免疫力，是可补可宣、扶正祛邪的良药。

桑白皮入膳做法也比较多，可以煮粥、熬汤等，下面就为大家推荐一道由桑白皮和茯苓一起煲的猪骨汤。

桑白皮茯苓猪骨汤

原料：桑白皮10克，茯苓20克，猪骨300克，盐适量。
制作方法：
1. 桑白皮、茯苓洗净后，用清水浸泡20分钟；
2. 猪骨洗净斩断，放入沸水中焯去血沫，捞出洗净；
3. 砂锅中加适量水，放入猪骨煮沸，撇去浮沫，再放入桑白皮、茯苓，大火煮沸后，转小火继续煲约2小时后，加盐调味即可。

营养功效：健脾利湿，止咳消痰。

这是一道上好的除湿清热汤，不仅清利了肺部的湿邪，"抽"去了生痰之根，还有利于健养脾胃，从根本上除湿，一举多得。

除了煲汤以外，还可以用桑白皮与粳米一起煮粥食用。下面就来介绍一下这道粥的做法。

桑白粥

原料：桑白皮20克，粳米50克，冰糖少许。

制作方法：

1. 将桑白皮洗净后，放入锅中加水适量煎取药汁；
2. 粳米淘洗干净，与桑白皮药汁一同煮粥，粥将熟时加入冰糖煮至溶化即可。每天服用1剂，分早晚2次服用，可连续服用3天。

营养功效：清肺消痰，降气平喘。

桑白皮性寒，对于湿重热痰者更为恰当，但对于肺寒咳嗽或者寒湿等引起的痰湿等，则不适用。而且，桑白皮用于泻肺火、清利水湿的时候，宜生用；如果是肺虚引起的咳嗽症状，则宜蜜炙。所以，如何用，是否适用，还需要在医生的指导下食用。

减肥除湿小妙招：刮痧瘦脸

刮痧可以起到瘦脸的作用。它是通过采用刮痧板对穴位的刺激达到面部的线条更加匀美的效果。刮痧可以促进面部的血液循环，所以有利于瘦脸。这种方法需要专业的技术，同时也需要长期坚持才有效。

桔梗宣肺气，是祛痰排脓的良品

桔梗是常用的药用植物，盛开着蓝紫色的花，清幽淡雅，非常美丽。桔梗花美丽，桔梗的根药用养生功效更"美丽"。中医认为，桔梗味苦、辛，性平，归肺经，可以宣肺利咽、祛痰排脓等。

桔梗善于利肺气，能宽胸快膈，促进肺中脓痰的排出，是祛痰排脓的良品，痰黄腥臭、咯吐脓血的人，可以服用由桔梗和甘草一起煎煮的桔梗汤。也可以配伍鱼腥草、薏米、芦根等一同应用。

桔梗因为具有辛散苦泄的特性，又善于上行，专入肺经，所以擅长开宣肺气，使肺气舒畅，能宣能降，让肺中的痰湿消散，由此胸中憋闷的症状就能消除。而且桔梗还有一点好处就是，不管病症属寒属热都能应用，痰白清稀的寒证者，可以用桔梗配伍紫苏、杏仁；痰黄而稠的热证者，可以配伍桑叶、菊花等；痰阻气滞者，又可以用桔梗配伍枳壳、瓜蒌皮等一起应用。

正因为桔梗有祛痰排脓、开宣肺气的作用，虽然它并不属于理气药，但是临床在治疗气滞血瘀、痰阻胸痹上也经常会用到桔梗以开胸散结。

桔梗宣利肺气的同时，还能引药上行入肺，如此便能起到升提肺气的作用，让多余的水湿邪气由脾转输到肺，通过肺的宣散将水湿散出体外。比如《太平惠民和剂局方》中的"参苓白术散"治疗脾虚夹湿证，它就是在益气健脾、渗湿止泻的同时，配伍桔梗宣利肺气、通调水道，同时又取桔梗载药上行以益肺气的作用。因此，对于肥胖的痰湿体质者来说，非常适合用桔梗养生保健。

桔梗虽是中药，但同时也可以食用，有的地区甚至将桔梗当作蔬菜食用，还会将桔梗根挖回来腌制成咸菜食用。所以，桔梗完全可以入膳，同时还能用来酿酒、制粉以及做糕点等，桔梗的种子甚至还可榨油食用。用桔梗煎煮药汁后煮粥食用，能起到良好的祛痰作用，下面大家就一起来看一下。

桔梗粥

原料：桔梗10克，粳米100克。
制作方法：
1. 将桔梗择洗干净后，放入锅中，加水适量，先浸泡10分钟左右，水煎取汁；
2. 粳米淘洗干净，与桔梗汁一同煮熟为粥即可。

营养功效：化痰止咳；适用于肺热咳嗽、痰黄黏稠或干咳难咳出等。

桔梗在宣通肺气的同时，还能畅利二便。这是通畅肺气，间接疏通肠胃，同时下输膀胱，适合辅助治疗肠道疾病、小便不利等。

还可以将桔梗制成茶饮，用水煮过之后，取汁调入蜂蜜等饮用即可。此外，还可以与其他食材一同煮汤，比如可以与冬瓜一起煮汤服用。

桔梗冬瓜汤

原料：冬瓜150克，杏仁10克，桔梗10克，甘草5克，油、盐、蒜瓣、大葱、味精各适量。
制作方法：
1. 将冬瓜洗净、切块，杏仁、桔梗、甘草洗净，蒜瓣拍碎，大葱切段；
2. 锅内加油烧热，下蒜瓣、葱段煸香后，下冬瓜块煸炒，然后加水适量，下杏仁、桔梗、甘草，煮至冬瓜熟软后加盐、味精调味即可。

营养功效：疏风清热，宣肺止咳；适用于风邪犯肺型急性支气管炎患者。

这道汤饮能宣通肺气，而且冬瓜可以消肿利水，对痰湿体质者也有不错的养生保健功效。

桔梗属性升散，因此气机上逆、呕吐、呛咳、眩晕、阴虚火旺咯血等患者都不宜用，胃、十二指肠溃疡者也要慎服。同时还不宜食用量过大，否则易致恶心呕吐等症。

减肥除湿小妙招：瘦脸霜+按摩瘦脸

面部脂肪较多和肌肉比较肥厚的人，可以采用瘦脸霜加按摩的方法对脸部轮廓进行"微调"，让整个脸庞看起来显得小一些。不过这种方法需要长期坚持才有效。

紫苏子善治咳嗽痰多，是祛痰湿的佳品

体内有痰湿的肥胖者，咳嗽症状时常出现，而且咳嗽多是反复发作，咳声重浊，胸闷气憋，尤其是早起时最为严重，且痰多黏腻或稠厚成块，同时还伴有食欲缺乏、腹胀、吐清水等症状。这就是痰湿引起的咳嗽症状，治疗时还需要燥湿化痰止咳，临床一般会选用橘红片、橘红丸等治疗。在此，我们为大家推荐紫苏子。

紫苏子味辛，性温，归肺经。紫苏子的功效与杏仁类似，具有降肺气、祛痰湿、镇咳喘、消痰、润肠等功效，常用于痰壅气逆、咳嗽气喘、肠燥便秘等症的治疗。肺的宣降功能失常，肺气郁结，气机上逆所致的咳嗽气喘、痰多黄稠、胸闷胁痛等症，都可以吃些紫苏子来调理。

在《大明本草》中记载了紫苏子"止嗽，润心肺，消痰气"的功效，《本经逢原》中则说它"性能下气，故胸膈不利者宜之……为除痰定嗽、消痰顺气之良剂"说的都是它降肺气、祛痰湿、开胸解闷的功效，既能下气平喘止咳，又能补益脾肺、润肠通便，可谓一举多得。其实，在临床上也常用紫苏子、白芥子、莱菔子一同配伍治疗由痰湿所致的病症。

紫苏子作药膳也比较多，比如可以用紫苏子煮粥食用。

苏子粥

原料：紫苏子25克，粳米100克，红糖适量。

制作方法：将紫苏子研细加水煎煮，取汁去渣备用，粳米淘洗干净，锅内加水适量，放入粳米煮成粥，加入苏子汁煮沸一会儿，再入红糖搅匀即成。

营养功效：开胸除闷，止咳化痰；适用于因肺气较虚受寒邪而引起的胸膈满闷、咳喘痰多、食少，也适合心血管病患者食用。

除了煮粥之外，用紫苏子和糯米粉一同制作汤圆也不错。

苏子汤圆

原料：紫苏子300克，糯米粉1000克，白糖、猪油各适量。

制作方法：

1. 将紫苏子淘洗干净，沥干水，放入锅内炒熟，出锅凉凉研碎，放入猪油、白糖拌匀成馅；
2. 将糯米粉用沸水和匀，做成一个个粉团，包入馅即成生汤圆，入沸水锅煮熟，出锅即成。

营养功效：宽中开胃，理气利肺；适用于咳喘痰多、胸膈满闷、食欲不佳、消化不良、便秘等病症。

紫苏子中含有的α-亚油酸可以显著降低血中较高的甘油三酯（三酰甘油）含量，能抑制内源性胆固醇的合成，并且能抑制血小板和血清素的游离基，从而抑制血栓疾病的发生，具有抗血栓的作用。另外α-亚油酸在人体内主要以二十二碳六烯酸（DHA）形式存在，它是大脑神经系统最基本的成分之一。所以常吃紫苏子，对提高记忆力和改善视力具有良好的作用。

其实紫苏一身都是宝，紫苏叶能解表散寒、行气宽中，是发散风寒、除寒湿的佳品；紫苏梗能理气宽中，胃脘胀闷、不思饮食者吃些紫苏梗就能让症状得到改善。

不过紫苏不能吃太多，这是因为它含有大量的草酸，在体内会与钙、锌结合成草酸钙、草酸锌，在体内沉积过多会损伤神经、消化系统以及造血功能。此外，紫苏子疏泄功能较强，因此，气虚者、长期咳嗽者、阴虚喘逆者以及脾虚便溏者都不宜用紫苏子。

减肥除湿小妙招：七天水煮蛋减肥法（一）

坚持鸡蛋减肥法可以有效减肥，只需要一周的时间就能见到效果。第一天：早餐，水煮蛋1~2个、葡萄柚1个、黑咖啡1杯；午餐，水煮蛋1~2个、番茄1个、黑咖啡或茶1杯；晚餐，水煮蛋1~2个、葡萄柚1个、沙拉1份、原味吐司1片。

枳实，长于破滞气的行痰湿药

在《红楼梦》中有这样一个情节：贾宝玉的丫鬟晴雯染了风寒，鼻塞严重，不想动弹，先后请了两位医生，一位"胡庸医"，一位王太医。"胡庸医"给晴雯开的药方中除了疏散去邪的药，还用到了枳实和麻黄除内滞的药。就病症来说没错，但宝玉觉得像晴雯这样的女孩子怎么可能和男人一样有内滞，于是又让王太医开了药。王太医开的药中没有枳实和麻黄，可是最终却送了晴雯的性命，可怜机灵的晴雯却没能逃过小伤寒。枳实、麻黄等虽是虎狼药，但对症就是良药。在对付痰湿时，合理应用枳实，就能让身体重回健康态。

枳实味苦、辛、酸，性温，归脾、胃、肺、大肠经，具有破气除痞、化痰消积的功效。枳实擅长破滞气，胃肠有积滞出现湿热泻痢的时候，就可以用枳实。这也是因为枳实具有辛、苦的属性，辛味可以行散，苦味可以降泻，所以具有破气除滞的作用。所以中医在治疗饮食积滞、脘腹痞满胀痛等症时，都习惯用枳实。而且《名医别录》中也记载了枳实可以"逐停水，破结实，消胀满"，说的就是枳实能破气消积，导水向下而排出体外。

枳实擅长理气，同时又入肺经，因此既能润肺养肺，又能止咳化痰，善于治疗胸痹、咳喘、风痰眩晕等病症。比如，因为胸阳不振、痰阻胸痹引起的胸中满闷、疼痛等，就可以用枳实与薤白、桂枝、瓜蒌等配伍，以发挥枳实行气化痰、消痞除满、破气止痛的功效；痰热郁结于胸时，又可以和黄连、瓜蒌、半夏等配伍；气血阻滞引起的胸胁疼痛者，也可以用枳实与川芎等配伍，以破气行滞。

与其他中药一样，枳实也可以入膳制成药膳，比如可以和牛肚、砂仁等一同煲汤。

牛肚枳实砂仁汤

原料：牛肚250克，枳实10克，砂仁2克，盐适量。

制作方法：

1．将牛肚洗净，切条备用，枳实、砂仁洗净；

2．锅内加水适量，放入砂仁、枳实、牛肚，大火煮沸后，转小火继续煮约2小时后，加盐调味即可。

营养功效： 健脾补气，祛湿；适用于脾胃不调、脘腹胀满、胃下垂等患者。

枳实破滞气的功效显著，为了抑制这一功效，避免行气太过，加强健脾功效，促进胃肠动力，可以用枳实煮粥。

枳实粥

原料： 枳实10克，粳米100克。

制作方法：

1．将枳实洗净，放入锅中加水适量，浸泡10分钟左右，水煎取汁；

2．粳米淘洗干净，与枳实药汁一起煮粥即可。每日1剂，可连续服用2～3天。

营养功效： 行气消痰，散结消痞；适用于脾胃气滞、痰湿水饮所致的脘腹满闷、饮食不消、心下坚痞、咳嗽胸痛、热结便秘以及胃下垂等症的患者。

朱丹溪说枳实能"冲墙倒壁，滑窍破痰"，可见枳实的药力之峻猛，因此在使用时一定要对症，而且要在医生的指导下进行。

减肥除湿小妙招：七天水煮蛋减肥法（二）

第二天：早餐，水煮蛋1~2个、葡萄柚1个、黑咖啡1杯；午餐，水煮蛋1~2个、番茄和菠菜各1份、茶1杯；晚餐，牛排1份、生菜1份、芹菜1份、黄瓜和番茄各1份。

白果有小毒，适量食用有利痰湿有热者

如果身边有银杏树，而且年代已久，那么到了秋天，一定会在树上见到一个个密集而生的白色果实，就像银白色的杏子一样，它们就是白果。白果既可以入药，又可以食疗，痰湿体质且体内有热的人就可以吃些白果。

中医认为，白果味甘、苦、涩，性平，归肺经，具有敛肺定喘、止带浊、缩小便等功效。自古以来，白果就是一味很常用的药食两用中药，果仁嫩时是绿色，成熟后就成了黄色，在临床上常用于哮喘、咳嗽痰多、妇女带下、尿频等症的治疗，比如治疗哮喘的著名方剂鸭掌散、定喘汤等都是以白果为主药的。

现代药理研究也证实，白果具有抗菌作用，可以抑制结核杆菌的繁殖，且有祛痰作用，对气管平滑肌有一定的松弛作用，同时白果还具有清除自由基、抗衰老、免疫抑制及抗过敏作用。

不过白果有小毒，这在《本草纲目》中就有记载，说白果"熟食，小苦微甘，性温，有小毒。多食令人胪胀"，说的就是白果要煮熟之后食用，因有小毒，故不能吃太多，过量吃的话会腹胀，还可能会出现腹痛、呕吐、腹泻、发热、发绀以及昏迷、抽搐等中毒现象，严重的还可能会致呼吸麻痹而死亡。白果毒性以绿色胚芽的毒性最强，但其毒性成分可以溶于水，加热后可被破坏。因此，食用白果时一定要煮熟。

大家都知道，广东等沿海地区长年处于湿热的环境中，痰湿且有热的人非常多，因此，这一带的人们大多喜欢用白果做菜肴、煮粥或者煲汤等，尤其是秋天白果成熟的时候，就开始用它来养生保健。比如用白果和薏米、冬瓜一起煲汤，不仅有利于祛痰湿，还有利于减肥瘦身。

白果薏米冬瓜汤

原料：冬瓜200克，薏米30克，莲子20克，白果10颗，白糖适量。

制作方法：

1. 将冬瓜洗净，去皮，切块；莲子、白果洗净备用，薏米洗净后，先用清水浸泡约3小时；

2. 将所有材料放入锅中，加水适量，大火煮开后，转小火熬煮1小时左右，放入白糖调匀即可。

营养功效： 健脾除湿，清热排脓，减肥瘦身。

此汤不仅能祛除体内积滞的水分和油脂，还含有润泽肌肤的维生素，对于瘦身与维持身材都有效，长期饮用，可以起到调理内分泌和保持青春的作用。不过此汤不适合血压偏低和贫血的人饮用。

体内有痰湿的女性朋友，若有赤白带下的症状，此时就可以用白果和莲子一同煲粥。

白果莲子粥

原料： 白果5克，莲子10克，糯米50克。

制作方法：

1. 先将莲子去心，洗净晾干后，与白果一同研末；

2. 糯米淘洗干净，与上述药末一同入锅，加水适量，大火煮沸后，转小火慢煮至粥熟即可。

营养功效： 补肝肾，止带浊；主治下元虚惫、妇女赤白带下、小儿遗尿、老人尿频等症。

白果不能生吃，吃的时候要记得将果仁中绿色的胚芽去掉。即便煮熟食用，一天最多吃5颗即可，食用量在10~50颗时可能就会出现中毒。一旦出现中毒症状，只要取白果壳30克煮水服用即可以起到解毒作用。不过为了安全起见，还是应该在医生的指导下使用白果为好。

减肥除湿小妙招：七天水煮蛋减肥法（三）

第三天：早餐，水煮蛋1~2个、葡萄柚1个、黑咖啡1杯；午餐，水煮蛋1~2个、番茄和菠菜各1份、茶1杯；晚餐，水煮蛋1~2个、高丽菜1份、原味土司1片、黑咖啡1杯。

薤白是宣肺化痰的美味野菜

如今不少的美味野菜都备受大家的喜欢，其中就有不少具有宣肺化痰作用的，比如薤白，在这里我们就具体介绍一下薤白。

薤白味辛、苦，性温，归肺、胃、大肠经，具有通阳散结、行气导滞的功效。薤白具有辛散苦降属性，又温通滑利，入肺经，因此可以祛除痰浊、散行壅滞。因肺气不通、痰液壅盛所致的咳嗽气喘、胸痹满闷、痰白量多等不适，都可以用薤白治疗。

痰湿耗伤体内的阳气，薤白温热，具有温通的效力，善于散寒邪所致的凝滞，可以通行胸阳之气，是治疗胸痹疼痛等症的首选药，常与葱白、香菜、生姜等搭配食用，可温通阳脉，起到驱寒暖体的作用。

体内有痰湿，湿生热化火，往往可使身体湿热并重，故而易出现腹痛腹泻、下痢便血等症，此时用薤白就能收到较好的效果。薤白善于下行，又入大肠经，擅长通肠中气滞，所以胃肠气滞引起的腹胀肠鸣、里急后重等症，也可以用薤白治疗。同时，肺与大肠相表里，肠中滞气除去了，肺的宣降功能也能得到正常发挥。

采挖回来的新鲜薤白连同茎叶可以直接食用，拌凉菜、煮汤等都可以，尤其是用薤白拌咸菜，味道鲜美，春季食用是极好的开胃爽口小菜。而用薤白煮粥食用也能起到不错的养生保健功效。

薤白粥

原料：薤白10～15克（鲜品30克），粳米50克。
制作方法：将薤白、粳米洗净后，一同入砂锅煮为稀粥即可。
营养功效：宽胸行气，止痛止痢；适用于冠心病胸闷不舒或心绞痛，老年人慢性肠炎、细菌性痢疾等患者。

此粥可以连续服用7天，每天服用2次。在煮粥的时候，为了增强其通阳散寒的作用,加强对痰湿的祛除效果,还可以加入生姜、葱白等,食用时可以根据自己的喜好,加入适量盐调味。

炒菜时加入适量的薤白,不仅能让菜肴味道更佳,还能起到宽胸等养生保健功效,对体内有痰湿的肥胖者也是一种助益。比如用薤白炒海肠,就是一道养生美味菜。

薤白炒海肠

原料:薤白、红椒各30克,海肠500克,葱、姜、盐、香菜、料酒各适量。

制作方法:

1. 将葱切段,姜切丝,香菜洗净切碎,红椒洗净切小块,海肠洗净切段,入沸水中余烫;

2. 将薤白入砂锅煎取浓汁,加盐、葱段、姜丝、料酒、香菜碎,拌匀后调成芡汁备用;

3. 锅内加油烧热,下海肠、红椒,翻炒几下后,倒入芡汁炒匀即可。

营养功效:宽胸理气,散结止痛,润肠通便;善于治疗四肢不温、胸胁刺痛、气短喘息、心悸自汗、腰酸乏力、面白唇淡等症。

现代药理研究表明,薤白中含有大蒜氨酸、甲基大蒜氨酸、大蒜糖等成分,这些物质能够扩张冠状动脉,可以增加冠脉血流量,因此,平时吃些薤白,对心绞痛等病症有较好的止痛作用。

此外,据《随息居饮食谱》记载,薤白"多食发热",因此不宜多服久服。

减肥除湿小妙招:七天水煮蛋减肥法(四)

第四天:早餐,水煮蛋1~2个、葡萄柚1个、黑咖啡1杯;午餐,水煮蛋1~2个、菠菜1份、茶1杯;晚餐,羊排1份、黄瓜和芹菜各1份、番茄1份。

金荞麦不起眼，清肺化痰湿可拿手

爱吃粗粮的朋友对荞麦一定不陌生，而中药中有一种金荞麦，虽然两者都有荞麦之名，但不管是植物形态还是养生功效都有很大的区别。单说养生功效，粗粮荞麦具有开胃宽肠、下气消积的作用，肠胃积滞者可以常食；而金荞麦在除痰湿上有一定的作用，下面我们就来具体了解一下金荞麦。

中医认为，金荞麦味苦，性凉，归肺经，可有效清肺热、化痰湿、排脓液，临床常用来治疗慢性支气管炎、慢性咽炎、肺脓疡、扁桃体炎、痢疾、风湿性关节炎等病症。由金荞麦制成的成药金荞麦片具有清热解毒、排脓祛瘀、祛痰止咳平喘等功效，用于热毒蕴肺、蒸腐为脓所致的肺痈，或者肺的肃降、宣发功能失常所致的哮喘，以及肺热下移大肠所致的里急后重、下利脓血等症，都可以服用金荞麦片。

金荞麦性凉，有良好的清热解毒功效，是夏日里一款非常不错的饮品，能够帮助有排尿困难的人改善症状。而且善于排脓祛瘀，还可以清肺化痰，以治疗肺痈咳痰浓稠腥臭或咯吐脓血见长，可以单独应用，也可以与鱼腥草、金银花、芦根等配伍应用。传统应用中，金荞麦多与麻黄、杏仁为伍，三者都入肺经，寒凉的金荞麦可以清肺热，麻黄、杏仁可以化痰止咳，三者共用，起到清宣肺中郁热的作用，治疗肺热引起的咳喘等症。

金荞麦入膳可以煮粥、煲汤等，下面就来看一道由金荞麦和桃仁熬煮的药膳粥。

金荞麦桃仁粥

原料：金荞麦10克，桃仁20克，糯米100克。
制作方法：
将金荞麦、桃仁、糯米分别洗净，一起放入砂锅中，加水适量，大火煮沸后，转小火煮约半小时，煮至米烂粥稠即可。可趁热做早餐食用，每日或隔日1次，可长期服用。

营养功效：清热解毒，润肠通便，清肺化痰；可改善咳嗽痰多、肺结核、便秘、目赤肿痛等不适症状。

金荞麦可谓全身都是宝，不管是根茎，还是花、果实都可以入药，所以，如果大家身边有金荞麦，不妨对它加以珍视，使其在祛痰湿方面发挥出色作用。

在除痰湿时，用金荞麦与瘦肉一同煮汤，也能收获不错的养生功效，下面就来看一下做法。

金荞麦瘦肉汤

原料：瘦肉250克，金荞麦100克，冬瓜子200克，甜桔梗150克，生姜、盐各适量。

制作方法：

1. 将瘦肉洗净切块，金荞麦洗净，冬瓜子洗净，甜桔梗洗净切片，生姜切片；
2. 将以上原料一同放入炖锅中，加沸水适量，小火慢炖2小时后加盐调味即可。

营养功效：清热解毒，排脓化痰；主治肺炎属痰热郁肺型，症见咳嗽、痰多黄稠、胸胁胀满、身热口渴、舌红、苔黄腻等。

虽然金荞麦的功效和作用很多，但是在应用时，还是要在医生的指导下进行，特别是用法和用量一定要遵从医生的嘱咐，否则食用过量或者方法不当，都有可能会引起不良反应。

减肥除湿小妙招：七天水煮蛋减肥法（五）

第五天：早餐，水煮蛋1~2个、葡萄柚1个、黑咖啡1杯；午餐，水煮蛋1~2个、菠菜1份、茶1杯；晚餐，鱼肉1份、沙拉1份、原味土司1片、茶1杯。

鱼腥草清肺除湿，利尿通淋

"十九年间胆厌尝，盘馐野味当含香。春风又长新芽甲，好撷青青荐越王。"这是王十朋的《咏蕺》，诗中咏的蕺菜就是鱼腥草，某些地方叫它折耳根。

中医认为，鱼腥草味辛，性微寒，归肺、膀胱、大肠经，有清肺热的功效，是临床治疗痰热壅肺、肺痈咯血的常用药，可以有效改善肺热引起的咳嗽、咯血、痰黄、胸闷、咯唾脓血等症。湿热体质、痰湿体质、肺热炽盛者，都可以将鱼腥草作为养生保健的理想食物。

鱼腥草在清肺部热邪的同时，还可以通利膀胱、清泻肠热，继而起到利尿通淋、通便排尿的作用，善于治疗湿热下注引起的尿频、尿急、小便短赤以及肠热引起的腹泻、痢疾等症。

鱼腥草，顾名思义，有鱼腥味，很多人第一次吃的时候无法接受，正所谓饮食是一种习惯，一种东西开始的时候没能引起你的兴趣，但是吃过之后，如果能亲身感受到它的好处，可能就喜欢上它了。鱼腥草就属于这样的食物，起初很多人因为它的味道而止步，但是在了解了它的功效后就离不开它了，常将它与其他食材一起搭配制成食疗药膳。比如与莴笋凉拌起到清热解毒、利水消肿的功效。

鱼腥草拌莴笋

原料：新鲜的鱼腥草嫩尖200克，莴笋300克，白糖、香油、料酒、盐、鸡精各适量。

制作方法：
1. 将鱼腥草洗净，莴笋去皮洗净后切丝；
2. 将鱼腥草和莴笋一同放入大碗中，加入上述调料后拌匀即可食用。

营养功效：清热解毒，利水消肿，减肥瘦身。

这里拌的是莴笋，拌萝卜其实也一样，只要按照常法洗净切段后，加姜丝、葱花、盐、酱油、白糖以及鸡精、醋、芝麻油等拌匀就可以食用了。

不仅是与食材，与不同药物配伍也能起到不同的养生功效，比如与桔梗、冬瓜子、鲜芦根、桃仁、薏米等配伍应用，可以治疗肺痈所致的胸痛、咯血等不适症状；与百部、麦冬、蜂蜜等配伍，还可以治疗百日咳。

鱼腥草除了可以凉拌以外，还可以煮茶饮，也可以用来煮粥、煲汤等，下面就为大家推荐一道由鱼腥草和薏米一同熬煮的利湿祛痰粥。

薏仁鱼腥草粥

原料：薏米30克，鱼腥草50克，粳米100克，盐适量。

制作方法：

1. 将薏米、粳米淘洗干净，薏米用清水浸泡约3小时，鱼腥草去除老叶，洗净，切段；

2. 锅内加水适量，煮沸后加入鱼腥草，用中火煎煮约15分钟，滤出药汁；

3. 将粳米和泡好的薏米连同泡过的水一同倒入锅中，加水适量，按常法煮粥，粥熟后加入鱼腥草汁以及盐，继续煮滚即可。

营养功效：清热解毒，利湿祛痰，减肥瘦身；适合体内有痰湿的肥胖者食用。

鱼腥草是天然的植物抗生素，能够消除各种炎症，这是因为鱼腥草能够通达人体的上中下三焦，因此，上至咽炎、肺炎，下至尿道炎、肾炎，外患皮炎、疱疹等，都可以用鱼腥草治疗。此外，各种细菌、病毒引起的感冒、泌尿系统感染、生殖系统感染等，鱼腥草都是它们的克星。

其实，体内有炎症是西医的说法，从中医的角度来说，某种程度上是湿气重、湿聚化痰生热的表现，因此，如果检查血液，指标没有明显的异常，只是感到体内湿热重有痰，那么吃点儿鱼腥草或许能让身体觉得舒服很多。

需要注意的是,在用鱼腥草煎煮代茶饮时,时间要短,否则其清热解毒的成分就挥发掉了。所以煮的时候,只要将鱼腥草放入冷水锅中,冷水稍微没过鱼腥草即可,大火煮沸两分钟,关火将汤汁过滤出来就能喝了。一把鱼腥草,可以反复煮两三次,刚好可以满足一天的饮水量。如果不想煮,也可以用干品鱼腥草泡茶喝,直接用沸水冲泡即可,但是泡的时间要长一点儿。

减肥除湿小妙招:七天水煮蛋减肥法(六)

第六天:早餐,水煮蛋1~2个、葡萄柚1个、黑咖啡1杯;午餐,水果沙拉1份;晚餐,牛排、黄瓜和芹菜各1份,番茄1份,茶1杯。

第五章

生活"小细节",祛痰化湿养成瘦身好习惯

痰湿体质的形成往往源于很多因素,平时看似没问题的事情,可能也会助长痰湿的生成,比如夏季贪恋寒凉饮食、秋冬不分体质盲目跟风进补、暴饮暴食、不吃早餐、熬夜、吃夜宵、偏嗜酸甜口味的食物等,都可能会给痰湿"加油助威"。而体质已经步入痰湿行列者,更要注意避免痰湿生成的一些不良习惯。

测试：你属于痰湿体质吗

如果想要了解你的身体是不是痰湿体质，通过某些特征就可以看出来。我们就通过下面这些问题来具体了解一下。

1. 是不是原本清清爽爽的头发总显得油腻，或者额头、鼻子上总爱出油，尤其是一大早醒来或者到了下午的时候，脸部就觉得发油、发黏，而且在洗脸后不久，甚至可能只有半小时的时间，脸上又重新油腻、泛油光？

2. 皮肤是不是非常容易出汗，尤其是背部总是觉得黏腻不舒服，而且腋窝容易汗出，有较重的异味（但不是狐臭味）？

3. 是不是容易长痤疮，尤其是脸、后背，而且多数都属于脓疱质，或者你的皮肤是不是经常有化脓性炎症出现？

4. 上眼睑是不是经常会有轻微的隆起现象，或者眼睑比一般人肿，更容易出现眼袋？

5. 早晨起床后，口中是不是经常会有黏腻的感觉？

6. 形体是不是显得较为肥满，尤其是腹部赘肉成堆，还常感到腹部有胀满感？

7. 平时是不是总感觉有痰咳不出，就算是没有感冒，咽喉处也好像有痰的样子？

8. 舌苔平时是不是显得白厚、厚腻？

9. 身体是不是经常会感到沉重、不清爽，肢体感到倦怠乏力，不想动，总爱睡觉？

10. 平时的饮食是不是常见油腻、甜腻的精细食物，也就是高糖、高脂肪、高胆固醇的食物，比如猪油、肥猪肉、奶油、羊油、巧克力、糖果、甜点等？

11. 每遇连绵的阴雨天，或者长时间处于潮湿的环境中，是不是总感觉有东西卡在气管中，而且经常会有一种喘不上气来的感觉，就像胸中压抑着太多的闷气；或者总觉得腹部胀满，感到不适，就像有积滞、消化不良的现象存在？

12. 用手指按压双臂、大腿或者小腿的肌肉，是不是会有明显的凹陷，这种凹陷要等过一会儿才能恢复？

以上这几个问题是从痰湿体质的主要特征为出发点提出的，根据自身的情况测试，所得到的答案如果有8个以上是肯定的，那么就有可能属于痰湿体质。如果这种感觉或症状在一年以上，痰湿体质的可能性就更大了，此时不妨去找专业的中医咨询并调理，以避免痰湿对身体造成更大的伤害。

减肥除湿小妙招：七天水煮蛋减肥法（七）

第七天：早餐，水煮蛋1～2个、葡萄柚1个、黑咖啡1杯；午餐，鸡肉1份、葡萄柚1个、番茄1份；晚餐，牛排1份、番茄和黄瓜各1份、茶1杯。

夏季饮食起居不要给身体"雪上加霜"

痰湿的形成与日常饮食起居有直接关系，尤其是夏季，天气炎热，此时绝大多数人都喜欢冰凉的饮食，比如冰棍、雪糕、冰镇的瓜果、冰镇的啤酒等，总之，"沁人心脾"的冰凉食物总是夏季的"快消品"。

可是在你感到"舒爽一夏"的同时，身体是不是真的"舒爽"了呢？想必很多人的回答是否定的。冰凉的饮食带给人的往往是痰湿等病邪。

从中医的角度来说，胃是食物的受纳器官，从外界摄入的食物在口腔内经过粗略的咀嚼后，第一站就到了胃中，接着便通过胃的腐熟、消化，将食物变成对人体有帮助的营养物质。在这个过程中，胃是没有自主选择权的，不管是温热的食物，还是寒凉的食物，只要吃进了肚中，它一概全收，直到最后病了，实在没有力气收了，才出现"罢工"现象。

前面说过了，痰湿的祛除需要体内阳气的充沛，可是寒凉饮食损伤的恰恰是体内的阳气。在胃受纳寒凉饮食后，为了将它们腐熟，就要消耗自身的阳气，一两次还好，如果长时间需要胃的阳气来将食物腐熟后才能进一步消化，那就会使胃阳大为亏损。大家可能都听说过"胃动力"，"胃动力"强，对食物的消化吸收能力就好，如果"胃动力"不足，就会出现消化不良等症。而这个"胃动力"从中医的角度来说，可以理解为胃阳。也就是说，胃阳充足，对食物的受纳、吸收和消化能力就强，胃阳亏虚，就会出现不想吃东西、呕吐、恶心等症。

胃阳不足了，摄入的食物不能被正常消化吸收，堆积在胃中就会生湿。举个例子，水果长时间不吃，或者米饭长时间搁置，就会有腐水生出，这其实就是湿邪。对于脾胃来说，湿邪很快就会影响到脾运化水湿以及升清的功能，将脾胃困住，泛滥成灾，"四处游走""湿聚成痰"，湿邪多了，积聚在一处就成了痰，由此形成痰湿。

其实，不光是寒凉的饮食，夏季大家为了避暑热，多会使用空调，或者长时间在阴凉的地方休息，或者用凉水冲澡等，这些行为同样会损伤体内的阳气，也给痰湿带来了更多的生成机会。

夏季本该顺应大自然"夏季补阳"的法则，适当晒太阳，出出汗，不仅让身体阳气充沛，还可以让体内的湿邪通过汗液等途径排出体外。可是空调的过度使用，抑制了汗液的排出，让身体失去了最好的体内大扫除机会，使大量湿邪留滞体内。

除了空调，长时间待在阴凉环境中，或者大汗淋漓之后立刻冲凉水澡等，都会抑制汗液的排泄。同时还会让寒邪趁机侵入体内，对体内的阳气造成进一步的损耗。

因此，为了避免痰湿的生成以及痰湿对身体的伤害，夏季在饮食起居方面还要多加注意，尽量少吃寒凉饮食，多吃温热的食物；尽量少用空调，即便要用，也要等到无汗后再进空调房；不要冲凉水澡，夏天洗热水澡看似更热，其实在帮助汗液排出的同时，也会让身体内的热顺利排出，从而感到更为轻松。

减肥除湿小妙招：早餐吃肉更利于减肥

肥胖者不敢吃肉，其实早餐适当吃肉反倒利于减肥。因为肉类含有大量的蛋白质、脂肪，可以提供能量。而高糖类食物会被快速消耗，因此过了不多久又有饿的感觉，此时会吃得更多。如果用肉类搭配奶酪、鸡蛋、麦片、全麦面包以及适量的蔬菜等，就是一顿健康美味且瘦身的早餐。

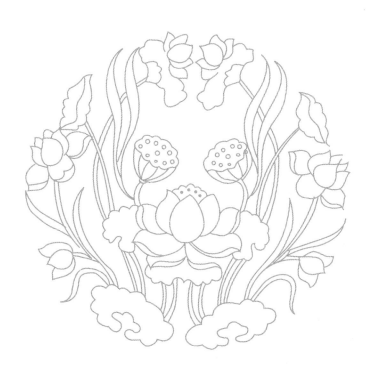

秋冬不要跟风进补助痰湿

俗话说得好："秋冬进补，来年打虎""三九补一冬，来年无病痛。"按照国人的习惯，秋冬时节是给身体"进补"的大好时节，身体虚弱的人，趁秋冬时节好好补养身体，来年都会觉得精气神十足，身体健康无虞。可是对于肥胖的痰湿体质者来说，秋冬就不要盲目跟风进补了，否则很有可能会助长痰湿。

第一，痰湿体质者脾胃较虚。前面说了，脾担负着运化水湿的责任，脾虚，水湿无法被运化，给痰湿生成提供了机会。可是，只要是通过药用食物进补，就离不开脾胃的消化吸收，脾胃虚弱，消化吸收功能下降，此时无论怎么进补，都无法让药用食物发挥功效，因为根本无法吸收。在此情况下加以进补，不仅白补，还会助长痰湿。无法得到有效消化吸收的进补之物，最终都会变成湿邪，留滞在体内。

第二，进补多鱼肉。在大多数国人的观念中，"凡补必肉"，只要一提到进补马上就会想到大鱼大肉这些高脂肪、高蛋白的食物，甚至认为没有肉的进补就称不上补。的确，各种肉食比如羊肉、鸡肉、牛肉、猪肉、鱼虾等，各具进补的特色，比如羊肉最为滋补，鸡肉脂肪含量少，牛肉、猪肉补益气血等。但是就算是这些肉类有百般好，痰湿体质者也不宜多吃，甚至最好暂时不吃。大多数的肉类本身就是生湿之品，而且不易消化，大量吃肉，最终受累的还是脾胃。秋冬季节相对夏季气温低，此时吃些肉类可以提升体温，但是，也不能天天吃、顿顿吃，隔三差五吃上一顿就可以。

第三，进补多滋腻的药物。稍微了解中药的朋友，进补时可能会用到中药材，可补益类中药大多具有滋腻属性，比如熟地黄、枸杞子、黄精、天冬、阿胶、龟胶、鳖甲胶、鹿角胶、鱼鳔胶以及银耳、海参等，虽然能滋阴补肾、填精补髓、补益精血，但是滋腻，如果遇到脾肾阳虚，症见胸闷食少、便溏腹胀，或者本身已经痰湿内阻者，再吃这类药物，就会加重痰湿。

第四，"冬月伏阳在内"，过度进补易生痰热。冬季天寒地冻，为了抵御严寒，大家都喜欢将自己包裹得很严实，如果再盲目进补，与潜藏的阳气相结合，就容易导致积滞内热。如果脾胃没能调理好，湿热就由内而生了，不及时调理，最终导致痰湿的生成。

第五，有虚才有补。中医有句话叫"虚则补之，实则泻之"，说的就是身体有虚才能补，有实邪的则要泻。换句话说就是：不虚就不要补！痰湿体质者体内可能存在虚证，比如脾虚、阳虚、气虚、血虚等，适当吃些补益相应虚证的食物是可以的。但是诸如滋阴、补阴等药物，对于痰湿体质者就不合适了，否则会加重痰湿。此外，痰湿体质者多有实热，"湿久化热生火"，湿邪在体内长时间不能祛除，不仅会生成痰湿，同时还可能生热、生火。如果有实火存在，就不宜再多吃补阳、补气的食物，先清火才是正道。

痰湿体质者可以吃一些性质较平和的补益食物，比如山药，补脾补肺的效果非常好，而且属性平和，不温不燥也不滋腻，痰湿体质者食用最好不过。还有萝卜，虽然很不起眼，但是对于"伏阳在内"，又想进补的人来说，吃些萝卜既可以行气，又可以帮助消化，如此就降低了体内生湿、生热、生痰的机会。因此，凡事要灵活对待，可以补，但不能盲目跟风补，要针对自己的情况进补才好。

减肥除湿小妙招：三天减肥法

三天减肥法主要是维持一种饮食连续三天：香蕉1个、苏打饼2片、煮鸡蛋1个、黑咖啡1杯、酸奶1杯，一日三餐都是如此。坚持三天，再逐渐恢复正常饮食。

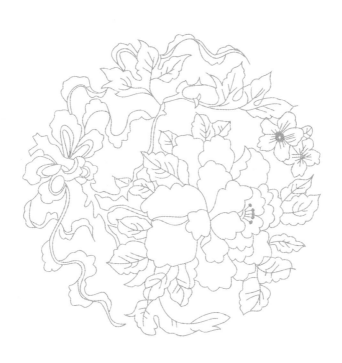

"酸甘化阴",酸、甜味食物助长痰湿要少吃

不同的体质在饮食上有不同的禁忌,对于痰湿体质者来说,一些助生痰湿的食物就要避免食用,比如酸味的食物和甜味的食物就要少吃或者不吃。

先说说酸味食物。

中医有"酸甘化阴"的理论,酸味食物多有滋阴补阴的作用,且酸味入肝经,吃酸味食物可以柔肝养肝。但是酸味食物会促进体内津液分泌,如果原有多余的水湿还没被清理掉,此时又加大了水液的量,无疑会让痰湿更为严重。举个例子说,很多人可能都听说过"望梅止渴"的典故,别说是吃梅子了,单是想想梅子就能分泌出不少的唾液,这就是条件反射,一吃进酸味食物,体液更会马上加速分泌。还有山楂,大家都知道山楂有降脂、降压的功效,也是不错的减肥佳品,但是山楂不能多吃,吃多了,不仅没法降脂、减肥,反而会损伤脾胃,加重痰湿。所以,酸味食物对阴虚体质或者肝火旺的人非常适合,但是对痰湿体质者就不太适合,平时还是少吃为好。

再说说甜味食物。

糖是人体所必需的成分,它能为人体提供所需的能量,但同时也是很多疾病的根源,特别是痰湿体质者,很多就是因为平时太爱吃甜味食物所致。对于已经属于痰湿体质的人来说,大多平时喜欢吃味道很重的甜、黏食物,比如巧克力、蛋糕等。

中医有"甘入脾"的说法,即甘甜的食物可以健脾补脾,比如甘甜的南瓜,好消化,不滋腻,还能利水消肿,是健脾养脾的好食材。但是凡事都不能过度,吃多了,甜味也就成了负担,比如大量吃糖,不管是白糖、水果糖、饴糖,过度吃,都会生湿。

很多人可能知道,大量吃含糖的食物容易长胖,比如平时爱喝可乐,就容易长胖,这就是因为甜味助长了体内的湿邪。而且有些甜味食物还多油腻,不好消化,影响胃功能的发挥,最终生湿、生痰。

由此看来,痰湿体质的人相对来说是比较没有口福的人,可是要知道,痰湿肥胖者都是一口一口吃出来的,所以,再见到甘甜的美食,一定要禁得住诱惑,比如甜点、甜饮料等,或许都曾是你的最爱,但是为了健康,从现在开始,减少食用这类食物吧。

通过上面的叙述，大家对中医的"酸甘化阴"生痰湿有了一定的了解，那么接下来，为了不加重痰湿，生活中就要尽量少吃这类食物了。

减肥除湿小妙招：红酒减肥

喝红酒可以起到减肥的作用。首先红酒中所含的维生素C、维生素E及胡萝卜素，有抗氧化性，可以提高新陈代谢速率；而且品尝红酒还能给自己一个舒畅宽裕的就餐时间，放慢用餐速度，避免吃得过多。喝红酒还能缓解压力，避免压力性的暴饮暴食；红酒还可以降低体内的水肿现象，这是因为红酒中含有丰富的铁质，加上酒精本身就具有活血暖身的作用，因此可以改善贫血，暖和腰肾，有效减少身体内水分的堆积。不过要注意每天对红酒的摄入量在100～200毫升为宜。

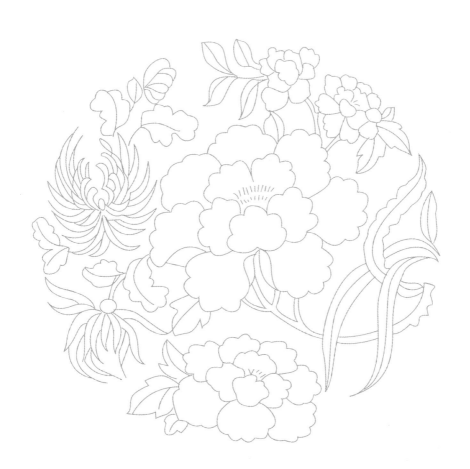

暴饮暴食让美味食物都成了"痰湿垃圾"

在中国民间一直流传着"少吃香，多吃伤"和"饥不暴食，渴不狂饮"的谚语。《寿亲养老新书》中说："尊年之人，不可顿饱。"这些都是告诫大家不能暴饮暴食。而且中医认为，脾胃有三怕：一怕生，二怕冷，三怕撑。也就是说，除了饮食寒凉生硬的食物会伤脾胃之外，每顿饭吃得太撑也会伤及脾胃。

如果你曾经有过暴饮暴食的经历，那么可能会发现在短期内就胖了不少。高脂肪、高蛋白、味道重的饮食更能激发人的食欲，一些禁不住美味诱惑的人就容易一次性吃太多。可是，也正因为这类食物营养物质含量太高，所以才导致了肥胖以及一系列的富贵病，比如心血管疾病、高血压、糖尿病、脂肪肝、动脉硬化以及胆囊炎等，由此带来的并发症更是多到让人恐惧。

为什么它会短时间内就能致人肥胖呢？这其实跟痰湿有关。暴饮暴食，会给胃带来极大的负担，原本胃只能够消化一碗饭，可你猛吃猛喝了三碗还多，多出来的就是胃的负担了，它即便用尽所有的力气也没办法在一定时间内消化完，于是就堆积在了胃中。前面我们说过，食物残渣长时间在胃中堆积，就会生湿、生热、生痰，痰湿生成，游走于身体各处，肥胖就形成了。随之而来的，还有一系列的不适症状，比如脑疲劳、头晕脑涨、精神恍惚、神经衰弱、肠胃不适、胸闷气急、腹泻或者便秘等，严重的还会发生急性胃肠炎，甚至胃出血等病症。

饮食不规律，饥一顿饱一顿，大饥之后，很容易出现狼吞虎咽的情况。所以，杜绝暴饮暴食，首先要饮食规律，早、中、晚各餐分配均匀。同时要追求"适中"，也就是每顿饭吃七八分饱最为合适。面对美味的食物，要有足够的毅力。对于平时已经养成狼吞虎咽、暴饮暴食习惯的人，不妨参照下面的建议，时间长了，相信你能控制食欲。

第一，每餐在固定时间吃，最好是感到有些饿时就吃，这样可避免太饿吃得又多又快。

第二，吃饭时间保证至少20分钟，如果吃得太快，大脑很可能还没得到最新情报，人就已经吃多了。

第三，每口饭都要咀嚼30次以上。

第四，用小汤匙代替筷子，减慢速度。

第五，多吃蔬菜和粗粮，这样的食物不细细咀嚼很难下咽，比如喝燕麦粥一定比喝白米粥慢，吃全麦馒头也比吃白馒头的速度慢。

当然，吃八分饱应以自身状况为基础，灵活掌握。对于营养缺乏者，或因病导致的营养明显不足者，不提倡必须吃八分饱，但也一定不能吃撑。

减肥除湿小妙招：适当吃辣椒可以除湿减肥

辣椒可以帮助人体排湿气，并且在很多瘦身产品中都含有辣椒成分，由此也能看出辣椒对于除湿减肥瘦身的重要性。但是辣椒吃多了会上火，因此在吃辣椒时尽量搭配凉性的食物，比如鸭肉、苦瓜、黄瓜等，在减肥除湿的同时，就不用担心上火了。

"不吃早餐吃夜宵"早晚聚痰湿

现代生活方式，让不少人省却了早餐，多了夜宵，而且很多人认为不吃或者少吃早餐会给减肥带来帮助。但事实又是怎样呢？下面我们就来具体看一看。

首先说说不吃早餐。前面我们说过，饮食不规律、暴饮暴食易导致痰湿体质的形成，早餐不吃，就意味着一上午都要处于饥饿的状态中，这对于上班、上学的人来说可谓是一种煎熬。正是因为这种难忍的饥饿，到了中午吃饭的时候，就会出现狼吞虎咽、暴饮暴食的情况。再者，不吃早餐，上午就会有强烈的进食欲望，此时为了"充饥"，大多数人会吃些小零食，比如巧克力、饼干等，殊不知，这类小零食看似没有让你摄入太多食物，但是它们本身的热量却是很高的。研究发现，一碗牛奶麦片的热量不到200卡，可是一小包薯片或者一小块巧克力的热量就高达400卡。如果一周当中，你有三次不吃早餐只吃零食，而且运动量不增加，那么每天多出来的热量就可以让你在一年当中增重20斤！这是一个多么可怕的数字！

从器质上来说，胃在一定的时间会分泌胃液来消化食物。即便你不吃早餐，胃一样会分泌胃液准备对食物进行消化，有胃液，却没有食物可消化，这部分胃液可不会悄悄"回家"，而是继续保持工作状态，没有食物，就对胃黏膜"工作"，慢慢地，胃黏膜就会受到损伤，胃的功能也会随之降低。而且从肝胆的角度来说，在食物的消化上，肝胆也起着辅助作用，不吃早餐，也会让肝胆的疏泄功能受阻，进而又会影响脾胃。脾胃功能受损，湿邪有了生成的根源，痰湿也就有了形成的基础。

再来说说夜宵。夜晚本该静卧睡觉休息，可此时却大量活动，或者进食夜宵，极易促进痰湿的形成或者加重痰湿。中医认为，夜晚阴气旺，而阳气潜藏在体内"休养生息"，以保证第二天有更好的精气神。如果夜晚还要吃夜宵，或者进行活动，阳气就无法得到良好休息，长此以往，阳气就会虚衰。体内阳气充沛，湿邪就不会泛滥，痰湿也就不易生成，可是一旦阳气虚衰，痰湿就可以"明目张胆"地存在了。

而且吃过夜宵之后，即便人马上进入休息状态，胃却不能闲着，需要消化这些食物，长期进行这种超负荷的工作，胃必然会受损伤。而且，夜宵吃过后，大多人都要进入睡眠状态，夜宵所产生的热量便会积存在体内成为肥胖和痰湿的"原料"。

所以,为了避免痰湿的生成或加重,一定要吃早餐,而不要吃夜宵。

减肥除湿小妙招:拔罐减肥

拔火罐是一种传统有效的祛湿气减肥法,通过拔火罐能够通经活络、行气活血、消肿止痛、祛风散寒排毒,同时还能祛除体内的湿气,有助于健康减肥。朋友们可以在专业医师的帮助下拔罐。

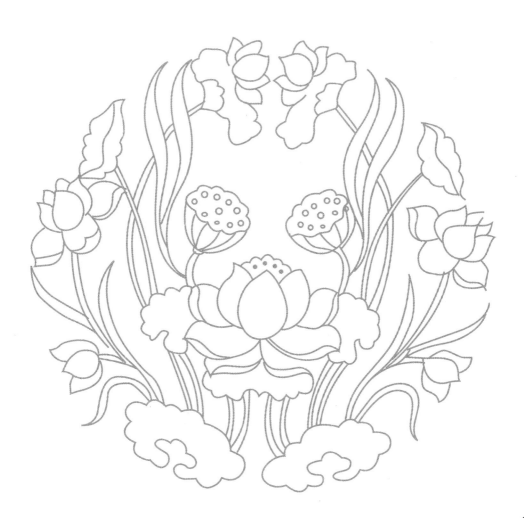

有痰湿"懒得动",越不动痰湿越重

痰湿体质形成的主要原因之一就是缺少运动。如果你是肥胖的痰湿体质者,那么肯定有一个感受:不愿意动弹,什么都不想干,更不想走路,能坐着一定不站着,能躺着一定不坐着,完全就是运动的"绝缘体",最舒服的事情就是躺在床上睡觉,可是睡多长时间也觉得没睡够,总是困。可是在此要对大家说的是:越不想动越要动,否则痰湿会越来越严重。

适当出汗可以调节人体热量的平衡和水液平衡,帮助人体将内部的垃圾清理干净,将多余的湿邪等毒素排出体内,所以,适当出汗是改善痰湿体质、减肥瘦身的有效手段。而运动可以帮助人体排汗,从而将积留在体内的痰浊或水湿排出体外。但是"刚不可以久,柔不可以守",运动促进排汗也要适度,过度的运动只会让效果适得其反。那么,哪些运动更适合痰湿体质者呢?下面就为大家推荐几种。

1. 慢跑

慢跑属于运动量不算太大的持续性运动,过程中不会大量出汗,而是微微出汗,这正是排出体内痰浊和湿邪的最佳状态。而且慢跑不会过多消耗身体能量,从而避免了运动过程中或者运动后出现的疲惫、饥饿、食欲大增等不良现象。不过慢跑也有一定的注意事项。

首先,慢跑要循序渐进,开始时,尽量采取跑和走相结合的方式,少跑多走或隔天跑一次为佳,经过数天的调整后再逐渐从慢跑和走相结合的方式转换为慢跑,而且最好能每天跑一次。即便时间和体力不允许,一周也至少要保证3次左右的慢跑。

其次,慢跑要始终保持匀速状态,也就是说从开始跑步一直到跑步结束,步伐和节奏需要保持一致,以能一边跑一边轻松与人聊天交谈为好,而且跑完之后微微出汗,不感觉太累为宜。如果有明显的喘粗气、面红耳赤以及大口呼吸等情况出现,就表明速度太快了,需要减慢,并且要在不断调整中慢慢找到最佳的慢跑速度。

2. 散步

相对于慢跑,散步对肥胖的痰湿体质者来说可能更为适合,因为原本就不想动弹,要想一下子起来,肯定有些难度,但散步就相对容易。而且散步也真正能实现微微出汗，而不会在大汗淋漓中耗伤体内的正气。不过散步也要掌握一定的原则。

首先，是时间。如今痰湿体质的肥胖者大多属于上班族，这类人有着共同的特点：坐得多动得少！常常是长时间坐着，但是很少运动。运动时间没有保障，不过以下两个时间段还是可以参考的。

①早晚上下班的时间。早上运动可以激发一身的阳气。所以早上起来，一切收拾妥当后，可以尝试走路上班，如果公司离家较远，那么在保证不迟到的前提下，可以提前几站下车，然后步行到公司；下班时也一样，距离近可以直接走回家，距离远，可以提前几站下车，或者走几站后再坐车回家。

②晚饭后散步。晚饭后散步可以说是千百年来一直备受推崇的养生方法，唐代著名医家兼养生家孙思邈活到101岁，他在《千金翼方》中就指出："食毕行步，踟蹰则长生。"就是说饭后走走、散散步，有助于健康长寿。不过饭后散步要慢行，不能急行，否则血液都供给了四肢，脾胃没有足够的气血消化吸收食物，一样会影响身体健康。饭后至少先休息半小时后再散步。

其次，散步速度要把握好。散步速度与慢跑一样，要遵循循序渐进的原则。刚开始以每分钟60~70步为好；没有不适感的话，再稍加快速度，每分钟走70~90步；散步快要结束时，可以中速走，每分钟走90~120步，也可以快速走，每分钟走120~140步，此时仍然没有任何不适的话，就可以尝试每分钟140步以上的快步走了。

最后，要正确散步。正确散步应该是抬头挺胸，迈大步，双臂要随步行的节奏有力地前后交替摆动，路线要直。

在进行一段时间的慢跑或散步之后，身体定会轻松不少，此时还可以加入一些较为激烈的运动，比如球类运动等。不过，想要在一两天内就将痰湿运动掉，是不可能的，也是违背生理规律的，因为痰湿的形成，或者说肥胖的形成本身就是一个慢慢累积的过程，因此要除痰湿，减重瘦身，同样也需要一个长期的过程。所以，痰湿肥胖者在选择适合自己的运动后更要长期坚持，如此才能收获最终想要的结果。

当然，对于痰湿肥胖者来说还有一个非常重要的问题，那就是运动刚刚开始时非常不适应，又累又难受，其实，只要经过三五天，甚至更短的时间，这种感觉就会消失，因此，最初的几天一定要坚持下来。

减肥除湿小妙招：中药配方减肥

中方配方可以健脾除湿化痰，进而起到减肥功效。组成：佩兰20克，白芷、

胖除痰湿瘦祛火

苍术各15克,独活、广木香各10克,花椒、艾叶各5克,桂枝15克。将上药共煎煮,提取物烘干研成极细粉,装入薄布内,制成8厘米×8厘米的药芯,外用纱布配合紧贴于肚脐处(也可以制成肚兜状,更不易脱落)。每15~20天更换1次,使用3~6个药蕊为1疗程,一般1~3个疗程可使体重恢复正常。

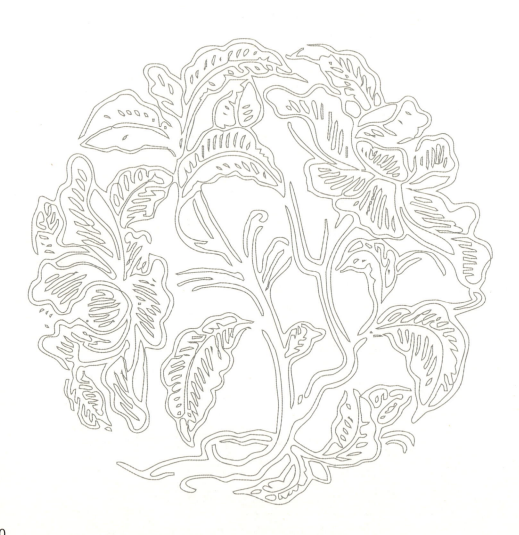

下篇

瘦人祛火邪增胖

与肥胖的人相反，消瘦的人也有自身的烦恼：想胖可怎么都胖不起来！中医有"瘦人多火"的理论，说的就是消瘦的人大多体内有火。"火"的基础其实是人体赖以生存的阳气，正常情况下它为人体提供着生生之机。没火不行，可是火太过、太盛了也不行，太过、太盛就会消耗生机——对人体的精血、津液等造成消耗，这些物质亏少，人体不但胖不起来，反而会使上火现象多起来。因此，消瘦的人想要胖一些、健壮一些，就要祛除体内的火邪。

第一章
瘦人有火分虚实，祛火要对症

虽然"瘦人多火"，增肥要将体内的火气祛除，可是火又有虚实之分。实火通常是阳亢所致，症状多重且急，表现为身体发热、口干口渴、口臭、便秘、脾气暴躁等，舌红，苔厚，有些火重的人舌苔甚至会变黄，需要用清热解毒的药用食物加以调理，比如蒲公英、绿豆等。虚火是体内阴气消耗太过，导致津液不足所致，常表现为五心烦热、失眠多梦、潮热盗汗、烦躁难安、耳鸣、头晕等症，需要滋阴补阴以清补虚火。所以，祛火也要分清虚实，对症养生。

火有虚实之分，"实降泻、虚清补"

痰湿导致肥胖，固然对身体健康不利，需要祛除体内的痰湿，但是身材过于消瘦，也可能提示健康状况不佳或者机体免疫力低下等诸多问题。中医有"瘦人多火"的说法，表明消瘦的人大多体内有火，比如手足心热、口干咽燥、畏热喜凉、易失眠等，都是上火的表现。不过火有实火和虚火之分，在祛火增肥之前，身材消瘦者还需要了解自己"上"的到底是实火还是虚火。

加多宝、王老吉的出现，让更多人知道了凉茶具有祛火的功效。也正因此，在南方的城市里，凉茶铺子一家挨着一家。不少人将喝凉茶当成了一种习惯，每天都要喝上一杯，尤其是上火症状出现的时候，更是会喝很多凉茶。不过，同样都是喝凉茶，有的人喝过之后感觉通体舒服，可是有的人上火症状不但没有减轻，反而胃口还会变得很差。原因就是没有辨清自己到底是实火还是虚火。

如果说对于凉茶祛火这点了解得还不够的话，那么日常一些直接用药的情况就更能体现出大多数人的盲目了，比如只要认为上火，马上就"启用"牛黄解毒片、三黄片之类的寒凉药物。这些药物都是大苦大寒之品，对于实火来说，的确能起到不错的药效，如果只是虚火，这些药物便会让身体更为虚弱。虚火却用清降实火的苦寒药物，会让体内的阳气大为损伤，阳气原本是护卫一身健康之气，一旦受到损伤，病邪就会找上门来。所以，此时的身体更容易患病。

那么，应该如何分辨实火或虚火呢？这还要从实火与虚火的主要症状来说，下面我们就来具体看一下。

实火通常是因为阳亢所致。有实火的人身体状况一般都很不错，不过是因为感受外界环境以及饮食的影响导致身体阴阳失衡，阳气更为亢盛，由此，体内的火就迅猛烧了起来。实火症状多较重且急，常表现为身体发热、口干口渴，而且喝水之后口干口渴的情况还是无法得到缓解，舌红，苔厚，有些火重的人舌苔甚至变黄。除此之外，还有一个非常明显的症状，就是脸上粉刺往往会生出白顶，而且伴有口臭、便秘，脾气也较大。

虚火是体内阴气消耗太过，导致津液不足所致。津液不足，体内的阳气相对过盛。体内有虚火的人常表现为五心烦热、失眠多梦、潮热盗汗、烦躁难安、耳鸣、头晕等症，虽然脸上也会长粉刺，但往往是红疙瘩，没有白色的尖顶，舌头不太红，舌苔也没有实火者多。

中医对上火症状有"实则泻之，虚则补之"的治疗原则，认为实火要清泻，而虚火就要清补。对于实火，在施用清热泻火药物的同时，还需要避免在燥热的环境中长时间停留，同时也要避免进食生热助火的食物，而清降火热的药用食物则可以多吃一些，比如苦瓜、绿豆、薏米、荠菜、蒲公英、罗汉果等都可以"败火"；而虚火则需要从滋阴补阴入手，以充沛的阴津制衡火气，比如可以适量服用鸭肉、银耳、百合、麦冬、生地等。

还需要注意的是，不管是实火，还是虚火，都要对症，比如大便秘结、干硬，多是肠胃实火所致，首先要清降胃火；失眠多梦，多是肾水不足无法克制心火所致，此时最关键的就是要滋补肾阴；而咳嗽咽干，同时身体呈现出一派干燥的现象，多是因为肺阴不足所致的虚火症状，此时就要重点养肺阴。总的来说，消瘦者在祛火时，不仅要辨清实与虚，同时也要辨清到底是哪一脏腑出现了问题。

祛火增肥小妙招：增肥前先确定身体情况

瘦人们增肥前首先要确认自己的体重难以增长是不是因为有疾病等因素影响，比如胃肠病、甲亢、寄生虫病等，因此建议先到医院检查，以消除这些因素。

阳气盛为实火，清热降火帮你增重

前面提到了，实火的出现多是阳气亢盛的表现，此时需要做的就是清泻火气。中医上"血热"泛指口干、口苦、夜间发热严重、舌红苔黄、小便短赤、便秘等病症。

正常状态下，血液在温暖的气息下运行，遇到寒凉之气就会凝滞，而体内阳气过盛，火气大，血液被"烧"得过热，血行速度就会加快，血行的力量也比正常要大得多，此时如果你摸摸脉搏，会发现变得很急。临床上血液妄行、发热，甚至是神志昏迷等症状，都是血热上火的表现。

阳气亢盛爱上火的人，除了遗传因素之外，与饮食、环境、情绪等有着很大关系。比如父母如果属于阳气亢盛的血热体质，那么孩子出生后血热体质的概率就非常高，尤其是母亲如果有阳气亢盛的血热症状，孩子绝大多数都血热。平时肆意进食辛辣刺激性的食物也会助长阳气；长时间暴晒或者长期在温度高的环境中工作、生活，也会诱发阳气亢盛的血热体质；情绪不稳定或者有抑郁症状的人，会让波动的情绪化为体内的火气，加速血液妄行，进而致使阳气亢盛。

阳气亢盛者在饮食方面可以多吃清热解毒、降火凉血的食物，比如鸭肉、赤豆、荸荠、冬瓜、鲜藕、荠菜、莲子心、薏米、鲜茅根等。下面就为大家推荐两道可以清泻实火的养生食疗方。

蒲公英粥

原料：干品蒲公英30克（鲜品加倍），粳米100克，白糖适量。

制作方法：

1. 先将蒲公英洗净，放入锅内，清水浸泡10分钟，水煎取汁；
2. 粳米淘洗干净，与蒲公英汁一同放入锅中，加水适量，按常法煮粥，粥熟后加入白糖调匀即可。

营养功效：清热解毒，消肿散结；适用于急性乳腺炎、乳房肿痛、急性扁桃体炎、泌尿系统感染、传染性肝炎、胆囊炎、上呼吸道感染、急性结膜炎等。

此粥可以连续服用3～5天，每天服用1剂。

苦瓜沙拉

原料：苦瓜1根，沙拉酱适量。

制作方法：

1. 将苦瓜洗净后对剖为4片，去籽瓤及内层白膜后，以斜刀切成薄片；
2. 将苦瓜片泡入冰开水中，沥干水分后置于冰箱中冷藏，1小时后苦瓜片呈透明状时取出，加入沙拉酱即可食用。

营养功效：消暑，降火，清心，明目，解热。

对阳气亢盛者来说，羊肉、韭菜、辣椒等性温燥烈的饮食要少吃或者不吃，火锅以及酒类饮食更要杜绝。同时，避免剧烈活动，选择较为温和的运动，比如瑜伽或者冥想、静坐等更适合。此外，还要尽量少晒太阳。火气大者，可以在医生的指导下，根据具体症状选择牛黄解毒片（丸）、三黄片等药物治疗。

祛火增肥小妙招：增肥前确定生活是否规律

瘦人在增肥前还要确定自己的生活规律是否正常，是否有心理负担，比如经常熬夜或者精神压力过大的人，是没有办法长肉的，充分的睡眠和休息是长胖的前提。

心情抑郁肝阳亢盛，疏肝理气让瘦人变肥壮

相信瘦人们一定有过这样的感觉：心情舒畅，干什么都感觉精气神十足，浑身上下没有不自在的地方；一旦心情不畅，浑身不舒服不说，还常感觉胸口憋闷，总想叹息，一口气叹出去，顿时感觉舒服好多。

之所以会出现这种现象，与肝有着直接的关系。中医认为，肝主疏泄，与情志关系密切。肝的疏泄功能，说简单一点儿，就是肝起着调畅全身气机的作用。肝的疏泄功能正常，气血流通畅快，心情就能舒畅，浑身都觉得爽快；相反，肝的疏泄失常，气血郁滞不畅，气郁化火，最终就会因为火气太大而发脾气。

中医有句话，叫"五志之动，各有火起"，就是说各种情绪，都可以化火。比如平时遇到事情一着急，嘴上就会起泡，脸上就会长痘，这都是上火的表现，均是因为情绪的作用而产生的。不过在各种情绪当中，愤怒最易化火伤阴。所以一些脾气大的人，可能属于阴虚体质。发脾气生内火会耗伤阴津，而阴虚阳亢又容易发脾气，形成恶性循环。

"瘦人多火"，消瘦的人大多体内火气大，更容易发脾气，致使肝气郁结，进而导致全身气机不畅，其中当然也包括脾胃之气。

脾胃是饮食的受纳、消化器官，也是身体气血生化之源，身体所需的营养物质全都依赖于脾胃对饮食的消化、吸收。肝气郁滞则脾气和胃气都会受到影响，原本脾气该推动营养全身的物质向上升，而胃气应推动着准备被进一步消化的食物残渣向下进入肠道。肝气郁滞之后，脾气该升不升，胃气该降不降，由此就吃不下东西了。

身体需要饮食化生气血、津液等营养物质来充养，可是心情不好，总是吃不进东西，气血、津液等营养物质失去了化生的来源，长此以往，只会让身体越来越瘦。有些人说瘦人都是营养不良，饿瘦的，这样说也不是没有道理，总是吃不进东西，自然会营养不良，当然也胖不起来。

因此，为了让身体快速胖起来，还要注意保持心情舒畅。不过现代生活、工作、学习等压力都很大，若想心平气和地面对一切并不是一件容易的事儿，往往稍微一点儿小事儿就让人火冒三丈。为此，特为大家推荐下面这些疏肝理气的按摩保健法，或许能帮助你调畅气机、改善气血的运行状态，舒缓压力、舒畅心情。

1. **舒气法** 将两手掌重叠，放在两乳间的膻中穴上，上下擦动30～50次就能起到宽胸理气、调畅气机的作用。

2. **宽胸法** 取坐位，将右手掌放在右侧乳房的上方，稍用力拍打，并且慢慢向另一侧做横向移动，如此往返移动10次后，再将两手掌交叉紧贴于双乳上，做横向用力擦的动作20次；接着将两手掌虎口的位置卡在腋下，从上向下沿着腰侧推擦至髂骨，做往返推擦动作，以推擦至有热感产生为度。这种宽胸的方法可以起到理气、通畅气机的作用。

3. **理三焦** 取坐位或者仰卧位，将双手四指交叉，横放于膻中穴处，两掌根按于两乳内侧，从上向下推，一直推到腹股沟处，推得过程要稍稍用力，共推20次。此方法可以通利三焦、疏肝理气。

4. **疏肋间** 取坐位，将双手掌放置于两腋下，手指张开，指间距与肋骨的间隙等宽，接着分别用左右掌向右、左侧分推，直至推到左右侧胸骨的位置，接着再从上而下，交替推到与肚脐水平的位置。如此重复推10次。在推的过程中，要注意手指与肋间保持紧贴的状态，用力需适度且均匀，以胸肋处有温热感为度。可以起到疏肝理气的作用。

5. **振胸膺** 取坐位，先用右手由腋下开始捏拿左侧胸大肌10次，再换左手捏拿右侧胸大肌10次；接着将双手手指交叉后抱于后枕部，保持两肘相平，尽力向后摆动，然后再向前摆动。注意向后摆动时吸气，向前摆动时呼气，如此一呼一吸为一次，共做10次。此方法可以起到宽胸理气、振奋胸中阳气的作用。

总之，脾气较大的瘦人们，要尽量克制不良情绪，保持平和的心态和舒畅的心情，相信在调畅情绪之后，火大的瘦人们会很快让自己健壮起来。

祛火增肥小妙招：增肥前确定是不是有遗传因素

瘦人在增肥前还需要确定是不是有遗传因素，如果上代或者祖辈几代都普遍形体消瘦，那现在身体偏瘦也属于正常现象。

阴虚致虚火上浮，滋阴养阴身才安

中医不管是养生保健，还是治病疗疾，都是建立在阴阳的基础上的，认为阴阳平衡，身体就处于健康的状态，阴阳失衡，身体健康也就出现了偏颇，此时就需要调理。而上火，不管是虚火，还是实火，都是阴阳平衡被打破了。

瘦人多火大，而瘦人又多阴虚。这一点，只要举个例子，就都能理解了。大家平时都有烧水的经历，在用火烧水时，锅里的水随着温度的升高，会慢慢被消耗，随着火的不断加大，水蒸发消耗得也越来越快。体内的火气也一样，体内有火气，就会不断地消耗阴津，进而导致阴津亏虚，由此出现阴虚症状。所以，火大的瘦人们更重要的是滋阴补阴，如此身体才能安康。

滋阴的方法有很多，饮食、中草药、膏方等，都能起到滋阴养阴的效果，后面的章节中，我们也会具体为大家介绍在此我们先为大家推荐几个滋阴穴，经常刺激，体内阴津就不易亏虚。

1. 三阴交穴 三阴交穴是滋阴养颜的要穴，尤其适合女性防衰抗老使用，因此也被称为"女人穴"。这是因为按揉三阴交穴，有助于疏通体内瘀塞，让子宫和卵巢得到保养，月经得到调理，同时还祛斑、除皱祛痘等功效。其实，之所以有养颜的功效，还在于它可以滋阴。也因此，在养生保健中，此穴经常被推荐给女性朋友，当然，男性朋友需要滋阴的，一样可以刺激此穴。

之所以叫三阴交，就是因为这个穴位是足太阴脾经、足厥阴肝经和足少阴肾经，三条阴经相交会的穴位。稍了解中医养生的人一看就能明白，这三条阴经，肝藏血，脾生血、统血，肾藏精，体内阴津亏虚，很大程度上源于肝肾亏虚、脾生血不利，而刺激此穴，这些问题都能得到解决，阴虚的问题自然迎刃而解。

取穴：三阴交位于足内踝上3寸。

操作方法：刺激三阴交，只要每天按压3～5分钟即可。也可以采用艾灸的方法。

2. 照海穴 照海穴通奇经八脉的阴跷脉，补一身之阴。照海，照有照射的意思，海有大水的意思，就是说肾经的经水在此处大量蒸发。药王孙思邈称照海穴为"漏阴"，也就是说，一旦这个穴位有了问题，人的肾水就少了，容易导致肾阴亏虚，引起虚火上升。因此，刺激此穴，有滋补肾阴的作用。

取穴：照海穴位于人体的足内侧，内踝尖下方凹陷处。

操作手法：用点穴器或者手指点揉照海穴，每天2次，每次10分钟，长期坚持。

在按摩此穴时，闭口不能说话，感到嘴里有津液出现时，一定要咽下去。一般来说，点揉3分钟之后，就会感觉喉咙中有津液出现，之前如果有痛感的话，此时也会得到缓解。此时吞咽津液，可以起到充盈肾精、滋阴固肾的作用。

3. 复溜穴 有针灸专家称，针刺复溜穴的滋肾阴效果非常好，相当于六味地黄丸的作用。一些怕热口干、夜间烦躁难眠者，按揉此穴，不仅可以缓解诸多不适症状，还能感受到平时总觉得有些干的嘴唇变得凉湿柔软，口腔水盈，身心也能平静下来。之所以有如此良好的功效，在于它本身就是肾经的经穴，是肾经经气最盛的穴位，肾经经气到达此穴时，就像水流经过一样，所以，刺激此穴可以激发肾气、肾精，让亢盛的内火、阴亏症状得到缓解。

取穴：复溜穴位于小腿里侧，脚踝内侧中央上二指宽处，胫骨与跟腱间。

操作手法：刺激此穴时，可以取正坐位，双脚下垂，然后将一只脚抬起，放到另一条腿的膝盖上翘起来，以另一侧的手轻轻握住脚，四指放在脚背上，大拇指的指腹从下往上推揉穴位，有酸痛感为宜。推完一侧再推另一侧，每天早晚各推揉1～3分钟。

穴位养生是中医传统的养生方法，效果值得肯定，不过火大的瘦人们想要利用穴位养祛火健硕身体，还需要长期坚持。

祛火增肥小妙招：大运动量增肥法

加大运动量可增肥。运动量加大，人体所需的氧气和营养物质及代谢产物也会相应增加，这需要靠心脏加强收缩力以及收缩频率，增加心输出量来完成，不过在大运动量情况下，心脏输出的血不能满足机体对氧的需要，因此机体会处于缺氧的无氧代谢状态。但此时不是动用脂肪作为主要能量释放，而是依靠分解人体内储存的糖原。因此，在大运动量的缺氧环境下，脂肪不但不被利用，还会产生一些不完全氧化的酸性物质，比如酮体，降低人体运动耐力。而且短时间大强度的运动后，血糖水平下降，引起饥饿、食欲大增，这对减肥来说虽然不利，但对增肥来说确是有好处的。

衰老提前至，阴虚火旺是主因

火大的瘦人常常给人一种干巴巴的感觉，肌肤粗糙、毛发枯槁等，是瘦人们常见的问题。这些问题给容颜带来危机，同时也让整个人显得比实际年龄苍老很多，尤其是女人，本该是娇滴滴如花似玉的光景，却看上去似枯树干一样没有生气，且皱纹丛生，最不愿意提及的衰老总是会在火大的瘦人面前提前而至。这都是阴虚火旺引起的。

在前面介绍实火和虚火时，我们大致说了阴虚火旺的症状表现，在此我们具体从五脏来说说阴虚火旺会给人带来哪些不适症状，也正是这些不适症状加速了人衰老的步伐。

1. 肾阴虚症状 头晕耳鸣，腰膝酸软，失眠多梦，五心烦热，潮热盗汗，男子阳强易举、遗精，女子经少带少，咽干颧红，溲黄便干，舌红少津，脉细数等。

2. 肝阴虚症状 双目干涩，头晕耳鸣，胁肋不舒，五心烦热，潮热盗汗，口干舌红，脉弦细数等。

3. 心阴虚症状 心慌心跳，失眠多梦，心烦胸热，潮热盗汗，舌红少苔，脉细数等。

4. 肺阴虚症状 消瘦颧红，潮热盗汗，干咳痰少，五心烦热，舌红少津，脉细数等。

5. 脾阴虚症状 主要表现为胃阴虚，症见唇干口燥，干呕呃逆，形体消瘦，饥不欲食，腹胀便干，舌红少津，脉细数等。

这些症状如果不加以调理，任由它"肆意妄为"，最终会让大家出现以下症状，但不管是什么症状，都是加速衰老的助推器。

1. 失眠 夜晚入睡的时候，活跃了一天的阳气，此时要潜藏起来，为第二天的精力恢复做好准备，而阴就成了阳的守护者，让活跃的阳慢慢地平复、安静下来，于是人就进入了安心睡眠的过程。但是，如果阴津不足，无法将阳气守护住，依然让阳气呈现活跃的状态，就会出现失眠的情况。

2. 高血压 引起高血压的病因有很多种，阴虚就是其中一种。阴津不足，血液运行无力，身体的诸多器官得不到濡养，但为了极力供血，压力便不得不加大，强行供血，升高血压。高血压患者常会出现视物模糊、头晕眼花的症状，其主要原因就是双目和头部缺少血液的濡养。

3. **便秘** 肠道有津液的润滑，才能促进排便，津液不足，肠道不够滑润，就容易出现便秘。

对于阴虚火旺的瘦人来说，哪里濡润不够，哪里就会出现问题，肺燥咳嗽、不孕不育、筋骨易折、腰椎间盘突出以及季节性的过敏性鼻炎等，都与阴虚火旺有关。可不管是哪些症状，都会加速人的衰老速度。

所以，要想守护青春，延缓衰老的速度，火大的瘦人们还需要滋阴补阴，不让火热将身体"烤干"变老。而以下几点注意事项大家应尽量避免。

4. **过度劳累** 这一点包括房事过度、心神疲劳以及体力疲劳等。现如今的人们大多肩负着巨大的压力，工作、家庭需要面面俱到，往往身心俱疲，无法得到及时的休息。损耗气血，进而导致阴津亏损。

5. **熬夜** 中医强调"静养阴""卧养血"，晚上静卧于床上，进入深睡眠状态，是对阴津最好的养护，夜晚不睡觉，会大大耗损阴津，让身体虚火内生。很多人都有熬夜的习惯，如果不尽早改掉的话，身体不但没办法强壮，反而还会慢慢衰弱下去。

6. **偏食、少食** 偏食、少食导致的营养不良，也会引起阴虚。这一点在女性朋友间更为普遍。虽然现在生活好了，想吃什么有什么，但是女性朋友却刻意控制自己的食量，为的就是保持苗条的身材。营养跟不上，阴津补养不够，就会出现阴虚。其实不仅是女性，男人也是一样，偏食、少食一样会让体内的阴津不足。

7. **久病伤阴** 生病不及时治疗，一直拖着，也会慢慢消耗体内的阴津。另外，一些慢性病，比如高血压、肺结核等，长期得不到控制，也会大大耗伤体内的气血，进而损耗阴津。因此，生病后要及时治疗和调理。

8. **过食温燥食物** 爱吃辛辣刺激性以及油炸烧烤类食物等，火辣辣、热腾腾的火锅，味重的烧烤类食物，以及高温油炸的食物等，是不少朋友的最爱。大家都知道，吃了这类食物以后，很容易出现"上火"症状，这就是因为辛辣燥热的食物耗损了体内的阴津，出现了阴虚阳亢的状态，表现在外，就是上火，而这种火其实是虚火。此时只有多吃一些滋阴的食物，才能让火降下去。

所以，想要避免衰老的脚步过快降临在自己身上，瘦人们就要懂得滋阴补阴，同时生活中要避免伤阴的不良习惯，尽量不让体内的火更旺。

祛火增肥小妙招：快速爆发力运动增肥

人的肌肉是由许多肌纤维组成的，主要是白肌纤维和红肌纤维。运动时，如进行快速爆发力锻炼，得到锻炼的是白肌纤维，且白肌纤维横断面较粗，所以，能够令肌群发达粗壮，由此也就能增胖了。

老年人易虚热，清热补虚颐养天年

相对于什么都不在乎的年轻人来说，老年人更重视对身体的保养，因此，日常养生较为注意。不过对于体内有火的老年人来说，绝大多数都属于虚火，尤其是一些身体并不太好且体瘦的老年人，出现虚火现象的可能性更大。

有句话叫"傻小子睡凉炕，全凭火力壮"，说的是年轻人能够在凉炕上睡觉，靠得就是体内的火力，这种火力一般是指实火，阳气足，不怕冷。可是老年人就不一样了，他们经历了几十年的风霜雪雨，逐渐变得衰弱，哪怕身体再硬朗的老年人，也扛不住岁月的碾压，体质逐渐会表现出虚弱状态。所以说，老人即便体内有火也多为虚火。

就拿高血压来说吧，年轻人患高血压，多是因为情绪上波动，比如生气等，瞬间血压升高很多，多是实热引起的，从专业角度来说，称为肝阳上亢。可是老年人血压突然升高，大多都是因为体内阴津不足，水少了，体内的火气相对"旺盛"，称为阴虚阳亢。所以，瘦小的老年人在祛体内之火的时候，还要特别注意调理方法，要从滋阴补阴上入手，以制衡虚高的火气。

对于老年人来说，煲汤无疑是滋阴补阴最佳的选择，下面就为老年朋友推荐两道滋阴靓汤。

贝母甲鱼汤

原料：川贝母5克，甲鱼1只，清汤、葱段、料酒、盐各适量。

制作方法：

1. 将甲鱼宰杀，去头和内脏，洗净切块，放入蒸盆中；
2. 在甲鱼盆中放入贝母、盐、料酒、葱段和清汤，上笼蒸1小时左右，即可趁热食用。

营养功效：滋阴清热，润肺止咳，退热除蒸；适用于阴虚咳喘、低热、盗汗等症者。

对于甲鱼，大家都不陌生，具有滋阴凉血、清热散结、补肾益肾的作用。中医典籍《随息居饮食谱》中记载甲鱼可以"滋肝肾之阴，清虚劳之热"，《日用本草》也说甲鱼可以"大补阴之不足"。在中医看来，肾是人的先天之本，肾阴足，身体的阴津就不会亏虚，肾阴不足，就会出现一派阴虚之象，当然，肺脏也逃不过阴虚的困扰。川贝母也有滋阴润燥的功效。两者一同配伍煲汤，滋阴清虚热的功效就可见一斑了。

沙参百合老鸭汤

原料：北沙参30克，百合30克，鸭肉150克，精盐、味精各适量。

制作方法：

1. 先将鸭肉洗干净，切成小块；百合洗干净；
2. 将鸭肉与百合、沙参同入砂锅，加水适量，文火慢炖，待鸭肉熟后，加入少许精盐、味精调味，饮汤食肉。

营养功效：滋阴清热，润肺止咳；适用于心肺阴虚所致的心烦欲饮、口咽干燥、神疲气短、舌红少津、午后低热、干咳不止、咯血、声音低怯等症。

鸭肉有滋阴的功效，后面我们会提到；百合也具有滋阴润肺、清心安神、改善睡眠的作用，非常适宜内热自汗、盗汗的阴虚体质者食用。尤其是心肺阴虚的人，多吃些百合，可以缓解烦躁不安、燥热失眠、记忆力下降等症状。银耳自古被誉为"长生不老药""延年益寿品""菌中之王"，还有"平民燕窝"的美称，滋阴润燥的作用非常明显。三者一同煲汤，滋阴功效自然不在话下。

当然，在煲这道汤的时候，应尽量保留各物的"清雅"特点，避免用浓厚的调味品调味。

通过上面的叙述就是想让各位老年朋友清楚一点：体内有火不要盲目用灭火的清热解毒类药物以及食物，否则会损伤体内已经走下坡路的阳气，让身体越来越虚弱。

祛火增肥小妙招：短时间运动增肥

进行有氧运动时，先动用的是人体内储存的糖原，在运动半小时后，开始由糖原释放能量向脂肪释放能量转化，大约1小时后，运动所需的能量就开始以脂肪供能为主了。所以运动半小时后，待到要开始分解脂肪时就停止运动，就能起到增肥效果。

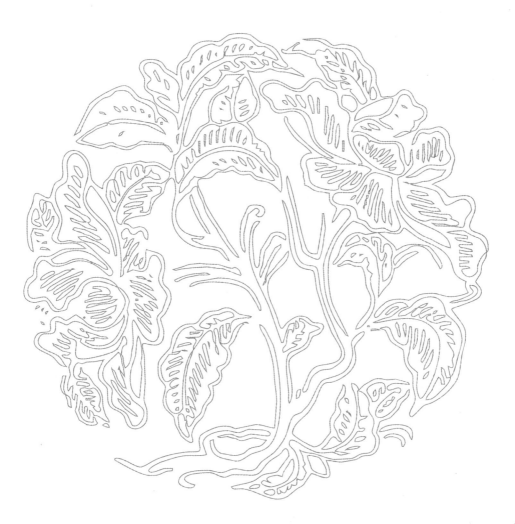

第二章

胃强脾虚能吃还清瘦，清胃补脾让你胖起来

中医有个词叫"消谷善饥"，说的就是吃得很多，可是过不了多久就又饿了，同时还怎么都胖不起来，这大多是因为胃火大而脾气弱引起的。李东垣在《脾胃论》中有这样一段话："又有善食而瘦者，胃伏火邪于气分，则能食；脾虚则肌肉削。"吃得多、想吃是胃有火邪，也就是消谷善饥。胃对食物起着腐熟的作用，胃中有火热，腐熟作用就很强，对食物的消化能力强，由此就想吃东西，吃得多，还很快会感到饿。可是仅仅胃火大，脾的运化功能却没有那么旺盛，无法将水谷精微物质转运到身体各处，由此，虽然吃得很多，但身体依然很消瘦。因此，祛火增肥，还需要健养脾胃。

胃火大脾气弱，吃再多也胖不起来

中医有个词叫"消谷善饥"，说的就是吃得很多，可是过不了多久就又饿了，同时还怎么都胖不起来，这大多是因为胃火大而脾气弱引起的。

在李东垣的《脾胃论》中，有这样一段话："又有善食而瘦者，胃伏火邪于气分，则能食；脾虚则肌肉削。"吃得多、想吃是胃有火邪，也就是消谷善饥，在《灵枢》中有这样的话："胃足阳明之脉……其有余于胃，则消谷善饥。"胃对食物起着腐熟的作用，胃中有火热，腐熟作用就强，对食物的消化能力强，由此就想吃东西，吃得多，还很快会感到饿。

虽然胃的腐熟能力很强，对食物的消化能力好，可是却不能将这些饮食有效转化成有助于营养身体的水谷精微物质。因为消化饮食并转化成营养物质需要依靠脾胃的共同作用，仅是胃火大，脾的运化功能却较虚弱，无法将水谷精微物质转运到身体各处，由此，虽然吃得多，但身体依然很消瘦。

说到这里我们要举一个例子。糖尿病在中医上被称为"消渴病"，患者有"三多一少"的症状，就是吃得多、喝得多、尿得多，但却消瘦，某种程度上讲，这就是胃火炽盛，对食物的腐熟功能太过引起的。

对于胃火大能吃、想吃却不长肉的瘦人们来说，要清降胃火，同时还要补益脾气。以下几点要注意。

首先，及时补充水分。胃火大，胃阴、脾阴受损就大，及时补充水分可以保持体内津液的平衡。柠檬水等具有滋阴功效，胃火大的朋友要常喝，此外，薄荷水、苦茶、菊花茶、金银花茶等舒缓情绪的花草茶，日常也要多喝。

其次，充足的睡眠。睡不好很容易上火，也容易激发胃火，所以要尽量提高睡眠质量。晚上睡觉前，可以用温水浸泡双脚，连带小腿也一同浸泡，水凉后再慢慢加热水，泡到脚热、微微出汗后上床休息。如此进行足浴一个星期，就会发现睡眠质量得到了大大提升。

最后，是最为重要的一点，食疗。胃受纳饮食，胃火大吃得多，在控制食欲的同时，一定要进食清淡的食物，避免油炸、味重的饮食，以蔬菜、清汤等低热量饮食为主。下面就会大家推荐两道清降胃火、助益脾气的食疗方。

芦根粥

原料：鲜芦根150克，竹茹15克，粳米50克。

制作方法：

1. 将芦根洗净、切段，与竹茹入锅加水同煎，去渣取汁；
2. 粳米淘洗干净，与上述药汁一同煮粥即可。

营养功效：清热，除烦，生津，止呕；适用于热病津伤所致的烦热口渴、舌燥津少，肺热壅滞所致的肺痈、咳吐脓痰、麻疹初期、疹出不畅、热淋涩痛等症。

芦根味甘，性寒，归肺、胃经，有清热生津、清热排脓、宣毒透疹、利尿解毒的功效。《本草经疏》说它"味甘气寒而无毒，甘能益胃和中，寒能除热降火，热解胃和则津液疏通而渴止矣"，表明芦根甘寒，既养脾胃，又清降胃火，养阴生津而止渴，有寓补于清，祛邪而不伤正的特点。

西红柿炒苦瓜

原料：西红柿2个，苦瓜1条，盐、油、味精、蒜末各适量。

制作方法：

1. 先将苦瓜洗净，除去瓜瓤及内膜，切成细丝，放在沸水中焯一下，捞出后沥干水分，西红柿过开水后去皮切小块；
2. 锅内加油烧热，下苦瓜煸至将熟时，放入西红柿小块，继续翻炒至苦瓜熟后，加盐、味精以及蒜末，翻炒均匀后起锅即可。

营养功效：清降胃火；适用于因胃热或贪食荤腥厚味以及饮酒过量引起的脘腹胀满、呃逆厌食、口臭烦渴等症。

胃火大食欲很强，不过一定要经受住考验，才能渐渐平抑胃火，让这种不正常的饮食以及吸收方式转入正轨。

祛火增肥小妙招：按时睡觉增肥

按时睡觉可以增肥增重。若晚上9点就上床睡觉，快的话，9:30左右就能进入睡眠状态了。即便晚上有工作，或者活动量大，尤其是夏天，10点以后睡觉也是可以的，但是如果超过11点还没有上床睡觉，想要长胖肯定就比较难了。

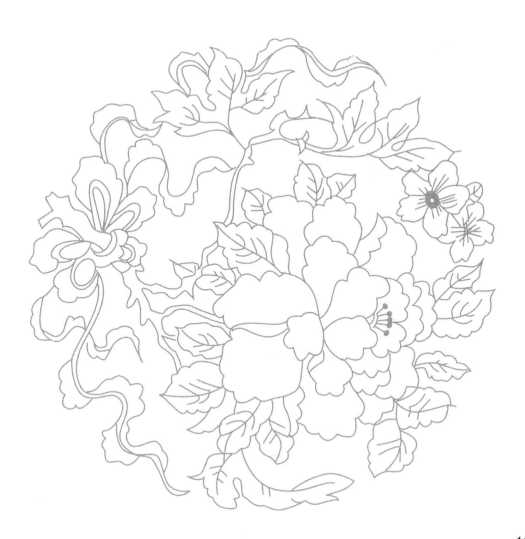

卷心菜清热解毒，胃火大者可常吃

引起胃火旺的原因有很多，饮食不注意是其中之一，比如嗜酒、贪食辛辣、过食肥甘厚味等，都可能导致胃火的产生，瘀血、痰湿、积食等在局部凝结，致使胃气不畅、血流受阻，也会引起胃热。此外，肝胆有火，比如肝气不畅，侵犯胃气，也会引起胃热。

胃火旺盛，一个很明显的症状就是口臭，想要消除这一症状，就要清胃热，在此我们为大家推荐常见的清胃热蔬菜——卷心菜。

卷心菜味甘，性平，归脾、胃经，有健脾养胃、缓急止痛、解毒消肿、清热利水等作用，内热引起的胸闷、口渴、咽痛、小便不通、耳目不聪、睡眠不佳、关节不利和腹腔隐痛等症，都可以吃卷心菜。

现代研究发现，卷心菜中含有的维生素C等成分具有止痛和促进溃疡愈合的作用；其所含的钾元素对防治高血压等病症有益；维生素K还有助于防止血液凝固，对骨质的增强有帮助；尤其是它所含的维生素U，具有保护黏膜细胞的作用，对胃火及胃溃疡的预防和治疗有良好疗效。而且卷心菜中还含有丰富的抗衰老、抗氧化成分，常吃可以延缓衰老，且能提高机体免疫力。

对胃火的清降，也在于卷心菜中含有大量粗纤维，帮助肠胃对糟粕物质的排出。

对于卷心菜的吃法，想必大家都不太陌生，清炒、凉拌、做沙拉、煮粥等都可以，下面就为大家介绍两种卷心菜清降胃火的食疗方。

番茄包菜

原料： 卷心菜500克，番茄2个，葱花、油、盐、酱油、味精各适量。

制作方法：

1. 先将番茄用开水稍烫，去皮切块，卷心菜洗净切片；

2. 锅内加油烧热，放葱花煸香，加卷心菜炒至7成熟时，投入番茄略炒，再加入盐、酱油烧至入味，点入味精拌匀即成。

营养功效：酸甘开胃，益气生津；适用于身体疲乏、心烦口渴、食欲不振等症。

胃火大的人胃阴多亏虚，所以用酸甘的番茄与卷心菜一起炒，不仅可以祛胃火，还能滋补胃阴，可谓一举多得。

肉末卷心菜

原料：猪肉末150克，卷心菜300克，葱头50克，葱姜末、植物油、酱油、盐、鸡精、水淀粉各适量。

制作方法：

1. 卷心菜洗净切丝，葱头洗净切丝；
2. 锅内加油烧热，投入肉末煸炒至发白，接着加入葱姜末、酱油煸炒，然后倒入卷心菜和葱头丝，快速翻炒几下后，加盐、鸡精调味，用水淀粉勾薄芡即可。

营养功效：宽肠清胃，抗氧化，抗衰老。

对卷心菜进行烹饪时，生吃或者短时间烹煮最好，因为长时间烹调会降低它的营养价值。

其实对于养生保健来说，并不是贵的东西就是好的，只要对症，哪怕诸如卷心菜这种非常不起眼的蔬菜也能发挥良好的养生功效。

祛火增肥小妙招：心宽自然胖

如今生活和工作压力都非常大，可是天大的事儿，都尽量不要让自己烦恼，要想办法宣泄，哭一场、踹两脚、吼一顿，然后倒头大睡一觉，有效的情绪调整方式会让你想不胖都难。

每天一杯"甘蔗汁",脾胃都舒坦

胃火大,胃阴不足,大量的热郁积在胃中,胃部就会有隐隐的疼痛和烧灼感,同时,胃阴不足,胃气上逆,就容易出现干呕等症状;若胃阴上不能滋润咽喉,下不能濡润大肠,就会出现口干咽燥、时有便秘的症状。而甘蔗刚好可以滋补胃阴,清体内虚热,胃火大的瘦人们可以经常榨汁服用。

甘蔗味甘、涩,性平,归肺、胃经,具有清热解毒、生津止渴、和胃止呕、滋阴的功效,有口干舌燥、津液不足、小便不利、便秘、消化不良、呕逆等症者,可以多吃些甘蔗。李时珍曾说"蔗浆甘寒,能泻火热",还说"蔗,脾之果",因此,在清胃火、补脾方面,甘蔗起着良好的作用。

唐代诗人王维曾在诗中写道:"饮食不须愁内热,大官还有蔗浆寒。"说的是不用为内热发愁,性寒的甘蔗汁可以滋阴、除胃热。由此可见,作为一种甘凉滋养的食疗佳品,甘蔗自古以来一直被人们所称颂。

用甘蔗榨汁非常简单,只要将甘蔗去皮切成小段后,放入榨汁机中即可,可以单独用甘蔗榨汁,也可以在甘蔗中加入其他清降胃火、滋补脾胃之阴的食物,比如荸荠、梨等,下面就为大家介绍一款由甘蔗和生姜一同榨的汁。

甘蔗生姜汁

原料: 甘蔗300克,生姜10克。
制作方法:
1. 将甘蔗去皮切段,放入榨汁机中榨汁;
2. 生姜洗净切块,也放入榨汁机中榨汁,将两汁混匀,分3~4次服用即可。

营养功效: 滋养胃阴,止呕吐,健脾和中;适用于阴液不足、胃气上逆、反胃呕吐,或噎膈饮食不下等症。

生姜具有降逆止呕的功效，虽然属性温热，但与性寒且具有清热生津、养胃阴功效的甘蔗合用，属性就变得平和多了。而且有了生姜的加入，在清降胃热的同时，又不会伤胃。

据晃氏《客话》讲："甘蔗煎糖则热，煮水成汤则冷。"所以将甘蔗熬煮成汤滋阴清热的效果更好。因此，用甘蔗清胃火，除了可以榨汁外，还可以煮汤，下面我们就介绍一道由甘蔗熬煮的清热汤。

银耳甘蔗汤

原料：甘蔗500克，银耳30克。

制作方法：

1. 将甘蔗去皮切段，银耳用水泡发后撕碎；
2. 锅内加少量水烧沸，放入甘蔗段和银耳，小火慢煮1小时左右即可。

营养功效：清热生津，滋补胃阴；适用于胃阴虚者饮用。

银耳有滋阴止咳、润肺去燥、润肠开胃的作用，是阴虚火旺之人的滋补佳品，与甘蔗一起更能加强补胃阴的功效。此汤吃银耳喝汤，可以每天服用1次。

需要注意的是，甘蔗具有解酒的功效，不少人一边喝酒一边喝甘蔗汁，认为这样就不易喝醉。但这样对身体反而不好，非常容易生痰。所以，需要解酒的时候，尽量在酒后喝甘蔗汁。此外，变质的甘蔗不要吃，否则会引起呕吐、抽搐、昏迷等中毒症状。

祛火增肥小妙招：饮食要跟上

瘦人们增肥首先要注重饮食，饮食一定要跟上。增肥者的膳食搭配一定要合理、多样，除了要多吃肉、蛋、奶以外，还要适当多吃豆制品、蔬菜、瓜果等。对于注重长肌肉的男士来说，饮食上可以增多高蛋白、高热量的食物，女士为了不过度增肥，在饮食上保持均衡即可。

白菜清热除烦可养胃

俗话说"百菜不如白菜",大白菜是实惠的大众蔬菜之一,深受老百姓的喜爱,而且它还有不错的养生功效,民间就有"白菜吃半年,大夫享清闲"的说法,可见常吃大白菜有利于祛病延年。而对于胃火大的人来说,大白菜也能起到养生作用。

中医认为,白菜性平、微寒,归肠、胃二经,有解热除烦、通利肠胃、养胃生津、解酒毒等功效。单单这几句话,就已经表明了大白菜清热除烦、养肠胃的良好功效。著名医书《滇南本草》记载大白菜"主消痰,治咳嗽,利大小便,清肺热",表明大白菜有清热的作用。

而且大白菜中含有丰富的膳食纤维,不仅可利肠通便,还可以增强饱腹感,让人不至于因为吃太多而给胃肠造成过重负担。同时能清肠排宿便。

对于白菜的烹饪方法,想必大家都不陌生,其中有一款非常经典的白菜做法,就是用白菜与豆腐一起炖。下面就来介绍一下它的做法。

白菜炖豆腐

原料:大白菜500克,豆腐500克,葱、姜、植物油、盐、鸡精、高汤各适量。

制作方法:

1. 大白菜洗净切片,豆腐切块,葱切丝、姜切末;
2. 将豆腐块放入沸水锅中焯水捞出,再将白菜片也放入沸水中焯水捞出;
3. 锅烧热,加油,放入葱姜末爆香后下白菜稍炒,加入高汤、盐、豆腐块,炖至白菜和豆腐都充分入味后,撒入鸡精即可。

营养功效:解热除烦,通利肠胃,养胃生津。

与白菜一样，豆腐也有一定的寒性，可以清胃热，因此，对于胃火较大的人来说，吃这道白菜豆腐可谓恰到好处。

当然除了炖白菜以外，还可以凉拌、清炒、醋溜、做馅等，比如可以将白菜心洗净切碎后，直接用清油炒熟食用，对消化不良引起的腹泻者非常适合。此外，醋溜白菜也是一道深受大家欢迎的开胃助消化爽口菜。

醋溜白菜

原料：大白菜500克，大葱、白糖、陈醋、盐、干淀粉、花生油各适量。

制作方法：

1. 大白菜叶洗净，控干水分，斜刀片成稍大一点儿的片，葱切段，糖、醋、盐、淀粉加入适量清水一起调成芡汁；
2. 锅内加油烧热，下葱爆香后，下白菜片，白菜片变软时加调味汁，炒均匀即可起锅。

营养功效：养胃生津，清热去火。

祛火增肥小妙招：健身器械要选好

健身增肥首先要选一些合适的健身器械，比如哑铃、杠铃、拉力器、组合健身器等，器械选好了，运动量也要掌握好，不能太小，否则对肌肉达不到足量刺激，锻炼效果也就不理想。可是运动量过大的话，对能量的消耗又大于补偿，依然没有办法变得肥健。所以一般来说，应从小运动量开始，然后逐渐加大运动量。

"胃强脾弱"，多吃山药准没错

既要清降胃火，又要健脾养脾，让摄入的饮食能真正发挥滋补养生功效，这本身就是一大学问。不过，在此我们要为大家推荐一种养生佳品——山药，在清胃火的同时，又能健脾。

山药味甘，性平，归脾、肺、肾经，具有健脾补肺、益胃补肾、固精等功效。对于胃火较大的瘦人们来说，吃山药最大的好处就是既不会助益胃火，同时又能健养虚弱的脾。山药属性平和，不温不燥，而且又容易被消化吸收，是难得的补益食材，素来有"平价人参"的称号。在《本草纲目》中，李时珍将山药的功用概括为五大方面："益肾气，健脾胃，止泻痢，化痰涎，润皮毛。"脾胃虚弱、倦怠乏力、因过度劳累导致的气血亏虚以及肤色暗沉、有斑点者经常食用山药，都会收到良好的效果。

胃火大的人，虽然很能吃却气血不足，这正是因为摄入的饮食无法转化成有效的营养物质供给身体所需。而每天煮食山药100克左右，连续吃1～2个月，就能改善气血不足的症状，让身体壮实起来。

在《神农本草经》中，也将山药列为"补虚、除寒、长肌肉、久食耳目聪明"的上品，许多滋补方剂都含有山药成分，比如由明代流传至今的益寿食品"八珍糕"，就是用山药、山楂、麦芽等8味中药研末后与米粉一起制成的，对于老年人、儿童之脾胃虚弱、面黄肌瘦、便溏泄泻等症，效果非常显著。

现代药理研究表明，山药中含有大量的淀粉酶、多酚氧化酶、无机盐、维生素、皂苷、黏液质等多种营养物质。而且山药也属于低热量的食品，且食用后容易产生饱腹感，从而避免吃太多的情况。同时，山药中还含有大量的纤维物质，可以辅助肠胃消化和吸收，减少毒素在体内的滞留时间。

山药的吃法有很多，蒸、煮、炒等都可以，还可以晒干后磨成粉食用。不管怎么吃，山药益气健脾的功效都不会受到影响。下面我们就来介绍一道清胃火、健脾气的养生粥。

山药绿豆粥

原料：山药100克，绿豆20克，粳米50克。
制作方法：
1. 将山药洗净去皮切小块，绿豆洗净，粳米淘洗干净；
2. 将所有原料一同放入锅中，加水适量，大火煮沸后，转小火熬煮成粥即可。

营养功效：清热解毒，健脾养胃。

绿豆具有明显的清热解毒败火的功效，与健养脾胃的山药一同煮粥，既保证了健养脾气的作用，又起到了清热败火的效果，非常适合胃火大的朋友食用。除了与绿豆煮粥以外，还可以用山药与黄瓜、丝瓜、冬瓜等一起煮粥，同样可以起到清热补身的目的。

山药鸡汤

原料：山药200克，鸡1只，银耳20克，莲子30克，姜片、葱段、盐各适量。
制作方法：
1. 将银耳、莲子浸泡，银耳撕为小朵，莲子去心，山药洗净去皮切块，鸡处理干净后，切块；
2. 将上述原料及姜片、葱段一同放入锅中，加水适量，炖煮约2小时，待鸡肉熟软后，加盐调味即可。

营养功效：滋补胃阴，补气养血。

山药炖鸡汤是中医养生常见的养生滋补药膳，不过在其中又加入了滋阴清热的银耳、莲子等，就让这道滋补药膳在滋补的同时又增加了清热的作用，非常适合胃火大而脾气弱的瘦人们滋补强身。

所以，胃火大的瘦人们，平时多吃些山药，强健身体准没错。

祛火增肥小妙招：睡前喝杯牛奶

临睡前喝一杯牛奶，可以起到宁心安神、促进睡眠的作用，喝完牛奶，在床上慢慢做几次深呼吸，让脑部纷乱活跃的思维逐渐平静下来。此外，在睡前洗个热水澡或者用热水泡脚，也是解除困乏、促进睡眠的好办法。

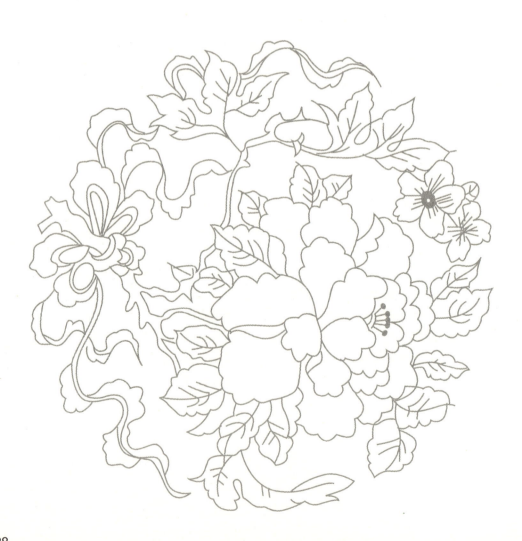

常饮"藿香薄荷茶",脾胃健康身体壮

平时嗜酒、嗜食辛辣、过食膏粱厚味等不当饮食,常会导致胃中火气过大,继而出现上腹不适、口干口苦、大便干硬等症。如果生活中你也出现了这些症状,不妨给自己泡杯藿香薄荷茶来饮。

藿香薄荷茶

原料:紫苏叶10克,薄荷叶10克,佩兰叶10克,藿香15克。

制作方法:将上述原料分别洗净后,纳入带盖的大杯子中,冲入沸水,闷泡约10分钟后,代茶饮用即可。

营养功效:发表散寒,祛湿和中;适用于暑天外感寒邪、内伤湿浊、头痛、恶寒、身重困倦、不思饮食,以及夏季胃肠炎、恶心呕吐、大便泄泻、全身恶寒、关节酸楚等症。

上述药量为1天的量,如果没有带盖的大杯子,可以直接将上述原料放入热水瓶中冲入沸水闷泡。

这道药膳茶饮出自《中草药制剂选编》,夏天因为闷热的天气容易中暑的人饮用此茶最为相宜。胃火大,吃得多,胃对食物的腐熟力度大,可是脾在消化中应该起到的作用却没能发挥,由此食物残渣大多还是会积聚在胃中,生湿生热,加重湿邪对身体的伤害,尤其是夏季,暑热和湿邪相结合,身体困重、头晕头痛、不思饮食、恶心呕吐等症状就出现了。此时病因就变得更为复杂,而在调理身体时,也要多方并重,在清热除湿的同时,更要彻底祛除胃火大这一根源,否则湿热缓解,进食量又大增,最终还是会让各种不适症状出现。因此,每天喝一剂藿香薄荷茶,就能调理这一复杂的问题。

茶饮中,藿香味辛,性微温,归脾、胃、肺经,有化湿、解暑、止呕的功效。夏令感冒、寒热头痛、胸脘痞闷、呕吐泄泻、妊娠呕吐、手足癣等症的治疗，都可以用到藿香。藿香具有芳香气味，中医有"芳香化湿"的理论，说的是具有芳香味道的药用食物可以行气散湿。同时藿香还可以提振脾胃之气。《本草述》记载，藿香"散寒湿、暑湿、郁热、湿热。治外感寒邪，内伤饮食，或饮食伤冷湿滞"，《药品化义》说藿香"气芳香，善行胃气，治呕吐霍乱，以此快气，除秽恶痞闷。且香能和合五脏，若脾胃不和，用之助胃而进饮食，有理脾开胃之功"。从这两点就能看出藿香除湿养脾胃的作用。

紫苏叶味辛，性温，归肺、脾经，具有发汗解表、行气宽中的功效，可以"醒脾胃，宣化痰饮"，因此对健养脾胃、祛除痰湿等有一定功效。而且其所含的紫苏醛等物质，具有解热、抗菌的功效。

薄荷味辛，性凉，归肺、肝经，具有发散风热、清利头目等功效，在这款茶饮中，可以辅助紫苏发散解表。

佩兰味辛，性平，归脾、胃、肺经，具有芳香化湿、清暑解表的功效。《中药志》中记载佩兰可以"发表祛湿，和中化浊"，能够治疗伤暑头痛、胸闷腹满、口臭等症。

竹叶也具有一定的清热作用，与藿香、佩兰等煮茶，一样可以解决暑湿、脾胃不适的问题。

二叶藿香茶

原料：藿香10克，鲜竹叶10克，佩兰叶10克，薏米10克。
制作方法：
将以上四味洗净晾干后，研为粗末，加水煎煮，去渣取汁，代茶频饮即可。
营养功效：健脾和胃，芳香化湿，疏散暑邪；适用于夏季暑热引起的发热、口渴多饮、多尿、汗闭等症。

总之，胃火大的瘦人们，日常尤其是夏季多喝这类茶饮，就能消胃火，使脾胃功能恢复到正常状态，如此健壮身体也就变得简单多了。

祛火增肥小妙招：早上增肥动作

早晨起床前，保持仰卧姿势，伸直双腿，接着深吸一口气，屈膝，让大腿紧靠在腹部，如果想贴得更紧，则可以用双手紧抱大腿。呼吸数秒后，将双腿缓缓放松，接着呼气，恢复原状。每天早上重复4~5次即可。

"金银花茶"清热不伤胃，最适合胃火旺的人饮用

既要清胃火，同时又不能伤及脾胃，这对于瘦人养生者来说显得有些为难，总觉得两者不能兼顾。在此我们为大家推荐一种茶饮——金银花茶。

金银花茶

原料： 金银花1茶匙，冰糖或蜂蜜适量。

制作方法：
将干燥的金银花放入杯中，冲入滚烫的沸水，闷约10分钟，酌情加入冰糖或者蜂蜜调味即可。

营养功效： 清热解毒，疏利咽喉，消暑除烦。

金银花味甘，性寒，归肺、心、胃经，具有清热解毒、疏散风热的功效。金银花具有芳香气味，能够透达经络，降浊祛邪，在宣散风热的同时，又善于清解血毒，因此其清热功效十分显著，临床上也多将金银花用于治疗各种热性病、湿病发热等症状。

现代药理研究证明，金银花富含挥发油及黄酮类、有机酸类、三萜类等多种活性成分，具有抑菌、抗病毒、解热、抗炎等作用，而其含有的木犀草素、肌醇、皂苷、鞣酸等成分，又有较强的杀菌、抑菌作用，所以，金银花又被称作"植物抗生素"。

民间常以金银花和甘草配伍，用开水浸泡后代茶饮，能够清热解毒。用金银花的藤、叶、花蒸馏后取露，称为"金银花露"，可以作为夏令时节芳香可口的保健清凉饮料，儿童服用可以预防夏秋热痱；用金银花配伍胖大海、麦冬、甘草，用沸水冲泡后饮用，可以清咽利喉，特别适合演员、播音员、教师等专业人员保护嗓子。不过最值得

称道的是，金银花虽然性寒清热，但味甘，这一特点使其在清热的同时不伤胃。

金银花可以单独泡茶，也可以配伍其他药用食物一起泡茶、煮茶等，比如芦根、薄荷、莲子、菊花等都可以。下面这道清热健脾汤就非常适合胃火较大的朋友饮用。

银花莲子汤

原料：金银花30克，莲子（不去心）50克，冰糖或蜂蜜适量。

制作方法：

1. 将金银花、莲子洗净；
2. 先将金银花煮水后去渣取汁，再用其汁煮莲子，待莲子熟软后加入冰糖，或者稍凉后调入蜂蜜调味即可。

营养功效：清热解毒，健脾止泻，适用于细菌性痢疾、肠炎患者，且凡因热毒内扰胃肠引起的暴泻、痢疾、里急后重并伴有发烧、肛门灼热、心烦者，皆可饮用。

需要注意的是，不管是单独用金银花泡茶，还是配伍其他药物一同泡茶，都要注意，不能长期饮用，也最好不要每天饮用。体内确实有实热毒邪侵袭的患者，在热毒消退后也应适时停服。特别是虚寒体质者以及处于月经期内的女性不能饮用金银花茶。而且也要注意胃热到底属于虚热还是实热，金银花茶饮只适合实热，如果想要去虚热，还需要加入适量的滋阴清热之品。

祛火增肥小妙招：增肥动作（一）

双腿盘坐，两手握拳与肚脐齐平，深吸气，让胃部提高，接着呼气，恢复原状；这一动作虽然简单，但是可以让腹部肌肉变得紧实。每天做5次以上，有益于胃部附近的血液循环，可以健胃，这对增肥来说也是有好处的。

大黄妙用可泻胃火调气血

口干、口苦、口臭、大便干硬等，都提示你可能胃火过大了，如果你身体又较为消瘦，那么此时就要注意清降胃火，将胃的功能调理到正常的状态中。这里就为大家推荐一下大黄。

大黄味苦，性寒，归脾、胃、大肠、肝、心包经，具有泻下攻积、清热泻火、凉血解毒、活血祛瘀的功效，是甘肃"五宝"之一，被历代中医学家以及养生者称为"保健圣药"，实热便秘、湿热泻痢、黄疸、淋病、水肿腹满、小便不利、咽喉肿痛、胃热呕吐等症，都可以用大黄治疗。

说到大黄，大家可能马上就会想到它"攻下"的作用，实火所致大便秘结的人，只要吃些大黄，马上就能起到通肠泻腑的作用。所以又有"将军"的称号，说的就是它药性猛烈，攻下力度非常强。

有道是"大黄妙用是补药"，胃火大要清火，但是大黄这样性情猛烈的药物，在清降胃火的同时难免会伤及体内的正气，如此倒有点儿"捡了芝麻丢了西瓜"的意味。可是好就好在，"将军"除了性情暴烈、能够平定战乱之外，还能安抚民心，大黄也是这样，只要用好了，它不仅清泻火气，还能安和五脏。比如《神农本草经》中虽然将大黄列为"下品"，但也说它能"荡涤肠胃，推陈致新，通利水谷，调中化食，安和五脏"。而专攻伤寒证的医圣张仲景，在《伤寒论》所载的113个药方中，用到大黄13次之多；著名医家张景岳更是将大寒的大黄与大热的附子并称为"乱世之良将"。由此就能看出大黄在调理身体上的不凡作用。

用大黄对身体进行调理的方法也非常简单，可以直接取少量大黄嚼服，也可以用它来泡茶、煮粥等，下面就来看看如何用大黄泡茶。

大黄茶

原料：生大黄3～10克，冰糖适量。

制作方法：

将大黄洗净后放入杯中，加入冰糖，冲入沸水，加盖闷泡约10分钟后代茶饮用即可。

营养功效： 健脾胃，助消化，泻胃火，调和气血。

在应用大黄时，主要用的是大黄的炮制品，将大黄作为攻下药时，取其清热攻下或者清导实热之性时，要用生大黄，而且要确保泻下的强度时，在配伍其他药材时，一定要后下，甚至不煎煮，直接用开水泡过之后冲服即可。因为大黄中起泻下作用的成分不耐高热，在高热过程中会被分解破坏，泻下强度也就受到了影响。而在清泄脏腑湿热症状时，通常用熟大黄。还有一种是酒大黄，用来通利血脉，可以起到活血化瘀的作用。大黄炭或者焦大黄则主要用于出血证，可以增强止血的作用。所以，在应用大黄时，还要根据自身的症状来选择。

大黄粥

原料： 大黄10克，粳米100克。

制作方法：

1. 将大黄择净，放入锅中，加清水适量，浸泡5～10分钟后，水煎取汁备用；

2. 粳米淘洗干净，加清水适量煮粥，待熟时，调入大黄药汁，再煮一二沸即成。

营养功效： 泻下通便，清热解毒，活血化瘀，清泻湿热；适用于热毒炽盛、热结便秘、跌打损伤、癥瘕积聚、湿热黄疸、小便淋涩等。

在煮粥时，也可以将大黄2～3克研为细末，调入粥中服食，每日1剂。

大黄虽然清泻胃火的功效显著，但不能长期服用，待胃火下降后便要停止。而且瘦人们多气血不足，不宜用大黄清泻胃火；慢性腹泻以及怀孕、月经期的女性朋友都不宜服用大黄。

祛火增肥小妙招：增肥动作（二）

采取俯卧位，脸部不要受压迫，面朝左或朝右均可，以2~3分钟为限。这一动作对胃下垂有良好疗效。胃下垂等病症治好了，增进食欲，对增肥有效。

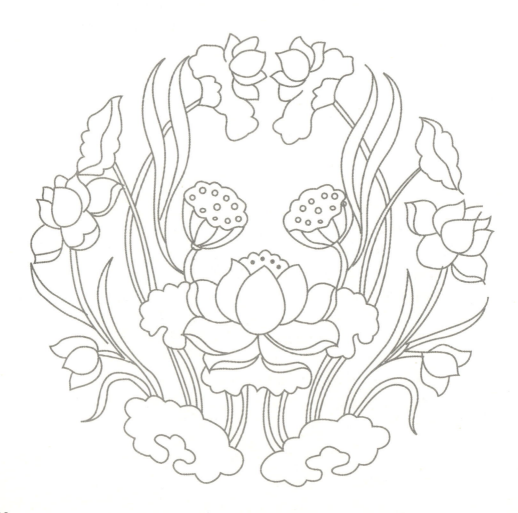

"陈皮茶"清胃调脾，胃强脾弱者宜饮用

肝气不畅侵犯脾胃，会导致胃火大，胃火大且伴有腹胀腹痛等症的瘦人们，大多是因为肝气不畅引起的。此时可以试着用陈皮泡茶饮用。

陈皮味苦、辛，性温，归肺、脾经，具有理气健脾、燥湿化痰的功效。陈皮具有发散的性质，气味芳香，因此擅长理气，具有理气健脾、燥湿化痰的功效，胸膈痞满、脾胃气滞、脘腹胀满等症者都可以服用适量的陈皮进行调理。中医用陈皮为主要成分配制的中成药，如陈皮膏、陈皮末、川贝陈皮、蛇胆陈皮、甘草陈皮等，都是化痰下气、消滞健胃的良药。肝气不畅致使脾胃之气不升不降，用陈皮来行散，最是恰当不过。

对于养护脾胃来说，陈皮可谓是很"君子"的药，它能和百药，也能和诸多食材一起食用，不管是做调料煲汤、炖菜，还是泡茶，陈皮都能完美发挥它的养生功效，且在除胃火、防湿热上发挥着显著的疗效。下面就为大家推荐一道由陈皮制成的清热汤饮。

陈皮豆汤

原料：陈皮10克，绿豆30克，红小豆30克，冬瓜100克，盐适量。

制作方法：

1. 将冬瓜洗净，切丁，其他各料洗净，红小豆提前用水浸泡2小时以上；

2. 将各料一同放入锅中，加水适量，如常法煮至豆子熟软后，加入冬瓜丁，继续煮至冬瓜熟烂后，加盐调味即可。

营养功效：健脾利湿，清热败毒；适合夏季暑热时节饮用。

绿豆、红小豆、冬瓜都有一定的清热作用，对于胃火大者有一定的帮助，因此胃火大的瘦人们可以多服用此汤。

陈皮鲫鱼

原料：鲫鱼1条，陈皮10克，姜丝、葱段、黄酒、盐、味精各适量。

制作方法：

1. 将陈皮洗净后用水泡开切丝；
2. 鲫鱼处理干净，放入碗中，摆上姜丝、陈皮丝、葱段，再倒入黄酒，撒上盐、味精，加少量清水，放入锅中隔水蒸熟即可。

营养功效：健脾理气，和胃除胀，止痛。

养生界有"鱼生火"的说法，不过鲫鱼是个例外，吃了之后不会上火。所以，在此用陈皮与鲫鱼一同烹饪，不仅可以理气祛火，还能健养脾胃。

此外，如果可能的话最好自己制陈皮，更为卫生、安全。方法也非常简单，只要取成熟橘子，放入温水中洗净外皮，也可以用盐搓一搓，再冲洗净，剥出橘瓣，把皮放在洁净的托盘中晒干，放入洁净干燥容器中储存即可。贮存一年以上或者更久的时间就可以用了。

祛火增肥小妙招：增肥动作（三）

仰卧于床上，双足同时向上举，两手扶住腰部位置，以取得身体平衡，然后做倒立动作。开始时或许觉得很难平衡，但是多做几次，就会熟练，此动作对胃下垂有特别显著的效果。胃好了，饮食正常就能快速增肥。

"增肥汤"清热除湿提升消化力

胃火大,一方面能吃,一方面又因为脾虚不能健运,而致使湿邪滞留体内,此时吃得多,但消化能力却没有那么强了,反倒吃不下多少东西。不管是吃得多,还是吃得少,都不是正常现象,此时就需要想办法提升消化力,让进食恢复正常。在此就为大家推荐一道"增肥汤"。

增肥汤

原料:乌鸡1只,黄芪10克,茯苓10克,薏米20克,姜片、葱段、盐各适量。

制作方法:

1. 将乌鸡如常法宰杀后去内脏等处理干净,黄芪、茯苓、薏米洗净,黄芪入药袋装好;

2. 锅中加水,将上述除盐以外的原料一同放入锅中,大火煮沸后,转小火炖煮约3小时,待鸡肉软烂后加盐调味即可。

营养功效:清热利湿,补气养血,益小肠。

中医认为,乌鸡味甘,性平,归肝、肾、脾、肺经,具有补益气血、滋补肝肾、健脾清热等功效,是滋补强身的常用品,常食可以大补脏腑。而且用乌鸡炖出的汤,汤水清亮,口感细嫩,鲜味醇厚,很容易提起食欲。

黄芪味甘,性微温,归脾、肺经,有补气升阳、益卫固表、托毒生肌、利水消肿等功效,是中医养生者常用的补肺脾之气的保健药品。而且吃黄芪可以"充腠理,治劳伤,长肌肉",由此就能看出黄芪是补益气血、增长肌肉的佳品,非常适合瘦人补益。

茯苓味甘、淡,性平,归心、脾、肾经,有利水渗湿、健脾、安神的功效。茯苓健脾除湿的效果非常显著，对于胃强进食过多而脾虚运化无力所致的现象最为适用。

薏米味甘、淡，性微寒，归脾、胃、肺经，具有利水渗湿、健脾止泻、祛湿除痹、清热排脓等功效。

湿聚化热化火，湿邪积聚，长期无法得到祛除，就会化生火、热，而有了茯苓和薏米这两味除湿药的加入，就让火、热失去了生成的根源，由此清热的效果就达到了。再加上乌鸡和黄芪补益气血的作用，就让这道汤有补有清，在清利湿热的同时，又使脾胃获得补益，进而起到健身强体的增肥效果。

在此我们再为大家推荐一道由乌鸡熬煮的滋补养生汤。

木耳金针乌鸡汤

原料：乌鸡1只，黑木耳30克，金针菇200克，调味料适量。

制作方法：

1. 将乌鸡如常法宰杀，去毛，去内脏，洗净斩块；黑木耳、金针菇用清水浸软洗净；

2. 将乌鸡放入锅中，加水适量，小火炖煮约2.5小时后，加入黑木耳和金针菇，继续熬煮约半小时后，加入调味料调味即可。

营养功效：滋补强阴，凉血活血；适用于阴虚、气血不足者。

胃火大的瘦人大多阴虚，因此食用上述这道靓汤效果非常好。相信火大的瘦人们服用一段时间，定会让身体健壮起来。当然还要注意在服用滋补汤的同时不要食用辛辣刺激性的饮食，否则会让火气更大，让滋补也起到反向作用。

祛火增肥小妙招：喝高蛋白粉可快速增肥

同等重量的食物，脂肪所产生的热量最高，但是高蛋白质的食物产生的热量也很高，鸡蛋、牛奶、家禽等在日常饮食中应占一半以上。如果想要快速增肥，也可以直接借助高蛋白奶粉，它比一般鲜奶蛋白质摄取量高，吸收利用率也较好。

第三章

瘦人多阴虚火旺，滋阴养阴让瘦人不干巴

中医养生治病非常讲究阴阳平衡，火为阳，水为阴，体内火太大，就会耗伤水液，由此导致水液不足，水不足，阴就虚了。所以，火大的瘦人朋友们大多有阴虚的困扰。阴虚就需要滋阴补阴，鸭肉、玉竹、沙参、麦冬、天冬等都是不错的滋阴药用食物，"叩齿吞津""静养功"等也都是滋阴补阴的妙法，火大的瘦人朋友们不妨试着用此法来为自己增肥。

瘦人们大多在饱受阴虚之苦

现代人都以瘦为美，尤其是女性朋友，天天嚷着要减肥，对那些怎么吃都吃不胖的人可谓是无比的羡慕嫉妒。然而，瘦人们也有一肚子的苦水——他们想胖可是怎么都胖不起来，还经常有上火症状出现，比如口干、便秘等。其实，对于瘦人来说，体质大多属于阴虚火旺型。

中医养生治病非常讲究阴阳平衡，火为阳，水为阴，体内火太大，就会耗伤水液，由此导致水液不足，水液等充斥着体内的阴津，水不足，阴就虚了。在上篇中，我们说胖人的时候说到了湿邪太重身体会胖，湿邪就是水太多了，火无力将它烧开，多余的积聚在体内，人就懒得动弹，所以存在阳虚情况，身体还容易胖。而瘦人们大多饱受阴虚之苦。

阴虚火旺的瘦人们大多有如下临床表现。

心阴虚：表现为口干咽燥，心烦易怒，失眠，口舌糜烂等。

肝阴虚：表现为头痛，眩晕，眼睛红赤，耳鸣，口苦等。

肺阴虚：表现为干咳少痰，低热盗汗，两颊潮红，手足心热，音哑，痰中带血等。

肾阴虚：表现为头晕目眩，腰酸腿软，五心烦热，遗精早泄，失眠多梦等。

阴虚火旺就要及时加以调理，通过滋阴补阴达到清火的目的，以使阴阳平衡，使身体恢复健康状态，而健康是让身体强壮肥硕的基础。那么该如何调理呢？合理饮食是其重要的途径之一，下面就为大家推荐两道具有滋阴补阴作用的食疗方，以健壮身体、增加体重。

桑葚蜜膏

原料：桑葚500克，蜂蜜500克。

制作方法：

1. 将桑葚洗净，锅中放适量水，放入桑葚，搅碎，文火熬煮呈膏状能提拉成一条线即关火；

2. 待桑葚膏凉至60度时放入蜂蜜，继续搅拌均匀，凉后盛起装瓶，每次取10～15克，用水冲饮，每日2～3次。

营养功效：滋阴补血，补肾益智；尤其适用于肾阴血亏虚所致的须发早白、头目晕眩、记忆力减退等症。

桑葚作为一种补益水果，味甘，性寒，归心、肝、肾经，具有滋阴补血、润肠、生津等功效。《随息居饮食谱》中说桑葚"滋肝肾，充血液，祛风湿，健步履，息虚风，清虚火"，表明桑葚在滋补肝肾、充养血液、健壮身体、清除虚火方面的功效很好。

灵芝鹅肉粥

原料：灵芝25克，鹅肉250克，粳米50克。

制作方法：

1. 将鹅肉清洗干净，切块，入沸水中焯一下，去血污，灵芝洗净，粳米淘洗干净；

2. 将鹅肉与灵芝一同放入锅中，多加些水炖煮（由于鹅肉的成熟时间较长，所以水要一次加足），大火开锅后，转小火炖半小时后加入粳米，再大火煮沸，转小火煮至粥熟、肉烂即可食用。

营养功效：补虚，滋阴，补肾，益五脏；适用于肾虚火旺、腰膝酸软、阳事不举等症。

鹅肉滋阴效果非常不错，而且中医认为，鹅肉味甘，性平，归脾、肺、肾经，具有益气补虚、滋阴、补肾、解毒等作用，非常适合身体虚弱、阴气不足、气血不足、营养不良的人食用。

灵芝味甘，性平，归肾、肝、心、肺经，具有益精保神、坚筋润颜、补肾充耳等功效，也是中医养生常用的保健之品，与大鹅一同炖汤服用非常适合火大的瘦人们。

除此之外，阴虚火旺的瘦人们还需要注意合理安排作息时间，规律饮食，尽量避免熬夜等不良生活习惯，以免体内阴津消耗过大。

祛火增肥小妙招：俯卧撑增肥

常做俯卧撑运动可以增肥。俯卧撑对锻炼胸部、手臂和腰部肌肉都很有效，每天做30～50个俯卧撑可以让身体更为健壮。动作要领：俯身向前，双手撑地，两手间距与肩同宽，保持背部挺直及臀部收紧；双手慢慢用力撑起，腰背继续保持挺直，然后双臂弯曲，再慢慢将身体回至原位。

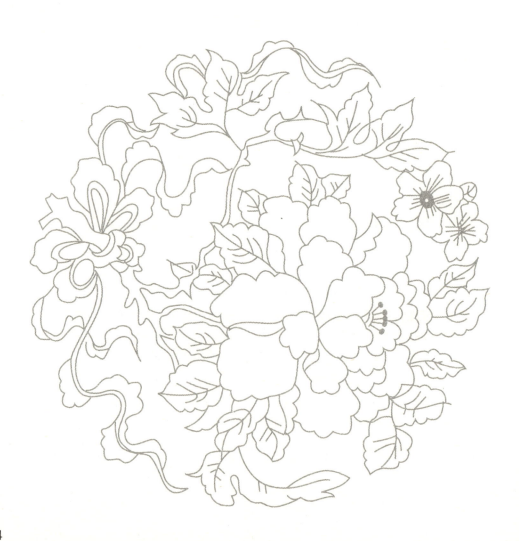

血虚有火，食疗补血是滋阴增肥的关键

火大的瘦人们阴虚，大多也存在着血虚的问题。作为体内阴津的一部分，血液的亏虚也会导致身体阴虚。有句话叫"血实气虚则肥，气实血虚则瘦"，对于身体来说，即便气足，但是只要血液亏虚，就难以胖起来。而且中医典籍中有"瘦人血少血热"的说法，表明消瘦的人存在血虚的问题。

其实瘦人为什么存在血虚的问题，只要一说就很好理解。瘦人火大，火是多余的气，体内气太多、太足，大大超出了正常范围，就会耗损体内的血液，从而导致血虚、血热。

有人说血虚是消瘦的真正原因，而消瘦则是判断一个人血虚最明显的指征，这一点是没有错的。

瘦人血虚火旺，会出现脸色苍白、乏力、头晕、心慌等症状。《古今医统大全》中说"瘦人眩晕，血虚有火"。所以在增肥祛火时，应以滋阴清热为主，用药多偏寒凉。不过单从饮食上来说，可以多吃动物肝脏、动物血液、菠菜、桑葚、大枣、紫米、黑米等食物。下面就为大家推荐几道具有补血养血作用的食疗方。

枸杞蒸母鸡

原料：枸杞子20克，母鸡1只，葱段、姜片、清汤、盐、料酒、胡椒粉、味精各适量。

制作方法：

1. 将母鸡处理干净，枸杞子洗净；
2. 将枸杞子装入母鸡腹中，再装入葱段、生姜、盐、料酒、胡椒粉，接着灌入清汤，上锅隔水蒸2小时取出饮汤食肉即可。

营养功效：滋补肝肾，补血养血；适用于肝肾不足所致的头晕目眩、多梦、健忘、腰膝酸软、遗精等症。

用老母鸡煲汤是民间一直以来都很崇尚的滋补方法，不管是孕产妇，还是老弱病残者，抑或是小儿，都能通过饮食鸡汤保养身体，这其中的根本原因就是老母鸡具有补益气血的作用。而枸杞子滋补肝肾之阴的功效在中医养生界人所共知，且具有一定的补血作用，用它来炖鸡汤，会让补血养血的作用更强。

阿胶补血膏

原料：阿胶250克，黑芝麻500克，核桃仁500克，红枣250克，蜂蜜250克，黄酒1000毫升。

制作方法：

1. 将阿胶敲成小块，捣成粉状，或者用食品粉碎机直接打成粉状，黑芝麻炒香、爆皮，核桃仁略炒（时间不宜太长，会出油），都打成粉状，红枣洗净去核，绞碎；

2. 将所有的粉碎物混在一起，加入蜂蜜，再倒入黄酒，搅拌均匀，上锅蒸，大火蒸沸再蒸10分钟后，改为小火继续蒸1.5小时左右，待完全蒸透后出锅，装入带盖的容器中，晾凉后放入冰箱冷藏。服用时每次取20克，早晚各服1次。

营养功效：滋阴补血，补中益气，健脾润肺；适用于久病体弱、血亏目昏、虚痨咳嗽等症。

这一方剂在诸多中医典籍中都有记载，而且也收录于药典中，由此可以看出其滋阴补血功效之强。这是一剂补血基本方，可以随症加减，糖尿病患者可去掉蜂蜜；便秘者可多加一些蜂蜜；气虚四肢不温者，可以加入150克桂圆；失眠多梦者可加100克酸枣仁。当然，不管添加什么原料，都需要粉碎后与其他原料混匀蒸透。

当归补血汤

原料：黄芪30克，当归5克。

制作方法：

将黄芪和当归倒入砂锅中，加水200毫升左右，煎至100毫升左右时，去药渣，空腹饮药汁即可。

营养功效：补气生血；适用于血虚阳浮发热证，症见面热红赤，烦渴欲饮，妇人经气、产后血虚引起的发热头痛，或者气虚血亏引起的面色萎黄、神疲体倦等症。

中医有"气血互生"的说法，补血养血的同时要养气，因为"气为血之帅"，只有在气的推动、引领下，血液才能正常地运行于脉中，不断且及时地濡养身体。而这道补血汤正发挥了这一作用，在补血的同时不忘补气，当归滋阴补血固里，黄芪补益脾肺之气固肌表，以无形之气生有形之血，让血液生化有源，最终气旺血生，起到滋养身体的作用。

瘦人火大，因此饮食上忌辛热温燥之品，否则会更伤阴血，又助阳化火。而且辛辣的食物也要禁忌，这类食物一样会耗损阴血，助热化火。

祛火增肥小妙招：刮痧祛火

上火后，眼睛多会发红、发涩或者分泌物增多，多是因为肝火旺。有些肝火旺的人会出现口干、脾气暴躁、失眠等症，女性还有乳房胀痛等症。去肝火可以采用刮痧的方法，在双侧腋下至腰部涂上润滑油或者食用油，用刮痧板从上往下刮200～300次，最好能出痧。

鸭肉养阴，瘦而有火者常吃身体壮

名扬天下的北京烤鸭深受大家的喜爱，其实，鸭肉不仅味美，而且还拥有很强的滋补养生功效，体内有火消瘦的人平时多吃些鸭肉可以慢慢使身体健硕起来。

中医认为，鸭肉味甘，性寒，归肺、肾经，具有大补虚劳、清肺解热、滋阴补血、清热凉血、定惊解毒、消水肿等功效，主治水肿胀满、阴虚失眠等症。《本草汇》中说鸭肉"滋阴除蒸"，《随息居饮食谱》称它能"滋五脏之阴，清虚劳之热，养胃生津"，由此可见，中医将鸭肉列为滋补的妙药上品，而民间也认为鸭肉是理想的清补之物，甚至将老鸭汤称为"补虚劳的圣药"，火大阴虚且身体瘦弱的人特别适合吃鸭肉。

虽然烤鸭美味绝伦，但是对于老百姓养生来说，更习惯炖老鸭汤，下面我们就一起来看看这种滋补靓汤的做法。

老鸭汤

原料：老鸭1只，青萝卜500克，姜、盐各适量。
制作方法：
1. 将青萝卜去皮，洗净，切厚块，老鸭宰杀后，去除内脏洗净，放入沸水锅中焯水，姜切片；
2. 汤煲内加水适量，加入青萝卜块、姜片和老鸭，先大火煲沸后，再调至小火慢煲3小时，最后加盐调味即可。

营养功效：滋阴补虚，健胃消食，利尿消肿；适用于阴虚内热者食用。

用姜和萝卜炖老鸭，是老百姓的习惯吃法，但其实包含了一定的养生之道。萝卜在我国民间素有"小人参"的美称，不少谚语都与萝卜有关，比如"萝卜上市、医生没事""萝卜进城，医生关门"等。元代诗人为了赞美萝卜更是写下了"熟食甘似芋，生吃脆如梨"的佳句。而李时珍也对萝卜极力推崇，在《本草纲目》记载萝卜能"大下气、消谷和中、去邪热气"，表明吃萝卜可以清热祛邪，且萝卜还有生津止渴的作用。

老鸭和萝卜都属于寒凉之品，因此在汤中用到了姜，姜性温热，中和了两者的寒凉属性，使这道汤品，既具有滋阴的功效，同时又起到温和的补益作用。

另外，很多人炖出来的汤有浓重的土腥味，口感不佳。其实，只要在烹制时稍加注意，就可以避免这种现象。方法就是将处理好的老鸭直接放到冷水锅中，注意一次性将水加足，炖煮的过程中不再添凉水，然后放入老姜和萝卜等，炖的时间要尽量长一些，最少也要在3小时以上。这样炖出来的鸭汤就没有土腥味了。

玉米炖老鸭

食材：玉米3个（约750克），冬菇20克，陈皮5克，老鸭1只，生姜、盐各适量。

制作方法：

1. 玉米去衣、去须、洗净，切成块状；冬菇浸泡、去蒂，洗净；陈皮浸泡洗净；老鸭宰杀干净，去脏杂、尾部，切块；生姜切片；

2. 将老鸭与生姜、冬菇及玉米一起放进炖盅内，加入清水适量，加盖炖3小时左右，加入适量食盐调味即可。

营养功效：滋阴清热，润燥益气，滋补养身。

炖鸭汤，和炖鸡汤一样，要用老鸭，这不仅是因为老鸭炖出来的汤相对嫩鸭味道更香浓，且滋阴清热的效果更好，广东民间有一句俗语，叫"嫩鸭湿毒，老鸭滋阴"，且不说吃嫩鸭是不是真的会产生湿毒，单纯说老鸭，可以滋阴。

祛火增肥小妙招：祛肺火

"肺开窍于鼻"，与咽喉、气管相连，当出现鼻腔燥热、生疮、流浓鼻涕、流鼻血以及咽喉肿痛、胸闷、燥咳、咳浓痰等症都代表肺内有火。去肺火可以煮萝卜水或梨子水、荸荠水饮用。也可以采用刮痧的办法，在颈椎向下至肩胛处刮50～100下。肺经主要循行于手臂，可以从肘关节的外侧一直到大鱼际处，两侧各刮50～100下。

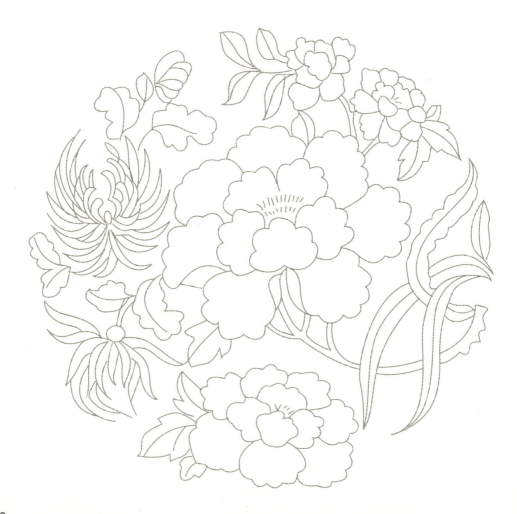

甲鱼炖汤服用，瘦弱有火者最适宜

甲鱼有大补的作用，很多人都知道，但是如果说它到底补什么，可能就没有多少人真正了解了，其实瘦弱阴虚有火的人用甲鱼炖汤服用最好不过。

中医认为，甲鱼味甘，性平，归肝经，具有滋阴凉血、补益调中、补肾健骨、散结的功效，体质虚弱、营养不良、肝肾阴虚、高血脂、动脉硬化、肝脾肿大、糖尿病、肾炎水肿、肺结核、干燥综合征等患者都非常适合吃甲鱼滋补。

对于甲鱼的滋补功效，不少中医典籍中都有记载，比如《随息居饮食谱》中就说甲鱼可以"滋肝肾之阴，清虚劳之热"，《日用本草》也说甲鱼可以"大补阴之不足"。不管是说甲鱼"滋肝肾之阴，清虚劳之热"，还是"大补阴"，都明确指出甲鱼滋阴补阴的功效。

现代医学研究表明，甲鱼中含有大量的蛋白质和维生素A，吃甲鱼可以明显提升血浆蛋白的浓度和机体免疫力，而这点如果从中医角度来讲的话，甲鱼具有很强的补血和培补正气的作用，正气旺盛了，机体的免疫力就能提高。下面就为大家推荐两道由甲鱼制成的滋阴补身汤。

贝母甲鱼汤

原料：川贝母5克，甲鱼1只，清汤、葱、姜、花椒、料酒、盐各适量。

制作方法：

将甲鱼宰杀，去头和内脏，洗净切块，放入一蒸盆中，加入川贝母、盐、料酒、花椒、葱、姜和清汤，上笼蒸1小时左右，即可趁热食用。

营养功效：滋阴清热，润肺止咳，退热除蒸；适用于阴虚咳喘、低热、盗汗等症。

贝母是多年生的草本植物，鳞茎入药，具有润肺的功效，对外感咳嗽、上气痰盛、烦热吐血、喉咙肿痛等症具有较好的治疗作用。临床上常与沙参、麦冬、天冬、桑叶、菊花等配伍，治疗热痰、燥痰、肺虚劳嗽、痰少咽燥及肺痨、肺痈、心胸郁结等。在此与甲鱼一同煲汤，更增强了这道汤的滋阴清热功效。

甲鱼二子汤

原料： 甲鱼1只，枸杞子30克，女贞子20克，食盐、味精各适量。

制作方法：

1. 将甲鱼宰杀，剖除内脏，剁去头，清洗干净，切成小块；
2. 将女贞子、枸杞子洗净后，与甲鱼一同放入砂锅中，加水适量，先用大火烧开后，转小火继续炖，待肉熟后，加入食盐、味精调味即可。佐餐食用，饮汤食肉、枸杞子，每日1~2次，每次150~200毫升。

营养功效： 滋补肝肾，乌发明目；适用于肝肾阴虚所致的过早衰老、腰膝酸软、须发早白、头晕眼花、两目干涩、视力下降、少精、阳痿、早泄等症。

甲鱼背壳在中医上称为鳖甲，也是一味中药，具有滋阴潜阳、软坚散结的功效，临床用于治疗热病伤阴、虚风内动等症。

甲鱼虽好，但吃的时候也有禁忌。甲鱼性凉，所以脾胃虚寒者以及腹满厌食、大便溏泄者不宜食；甲鱼含有高蛋白，因此患有高脂蛋白症以及水肿的人不能吃，儿童和孕妇也不宜吃甲鱼。就算是可以吃甲鱼的人，一次也不能吃太多，连续吃的时间也不能超过半个月，过食难免会补养太过，从而影响到脾胃的消化功能，反而影响进补的效果。

祛火增肥小妙招："内笑"平衡阴阳

"内笑"是利用微笑来练功的一种方法，是缓解压力、调和阴阳的方法之一。内笑可以帮你释放体内郁积的有害能量，并以积极的笑取而代之。具体方法：首先使眼神充满笑意，然后将笑意送到内心，并将它引向五脏六腑，最后遍布全身，使全身充满快乐、爱的能量。这种静心和自我调摄的方式对健康非常重要。通过一段时间的内笑练习，可以将你内心的阴霾一扫而光，心情大好，阴阳和调。

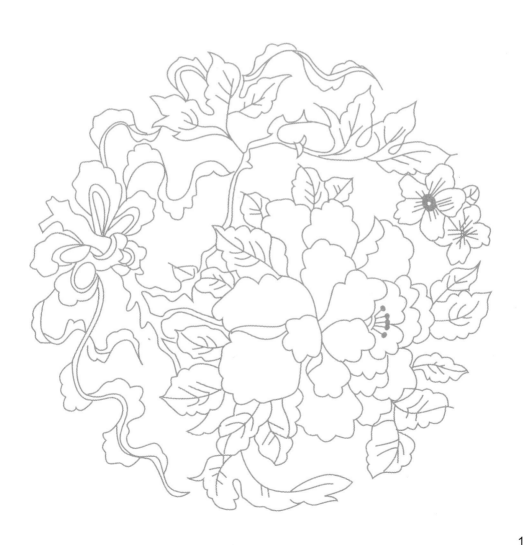

酸枣仁"助阴气"除烦,"令人肥健"

瘦弱阴虚有火者,常有心烦失眠等症状发生,在这种状态下,吃不下睡不着,想要胖起来更是难上加难。如果出现这种情况,不妨试试酸枣仁,服用一段时间,或许能呈现出一个不一样的你呢。

中医认为,酸枣仁味甘、酸,性平,归心、脾、肝、胆经,有补血养肝、益心安神、滋阴止痛、敛汗等作用,肝火亢盛、肝血不足引起的头痛、目赤肿痛、失眠健忘、夜不能寐等都可以用酸枣仁来治疗。

酸枣仁作为药物,最早被收录于《神农本草经》中,并被列为上品,"补中益肝,坚筋骨,助阴气,皆酸枣仁之功也",就是说酸枣仁可以补益脾胃,益肝血,强筋骨,滋阴血。由此可以看出酸枣仁滋阴的功效。而且在《别录》记载酸枣仁"主烦心不得眠……坚筋骨,助阴气,令人肥健",《本草汇言》中也记载酸枣仁可以"敛气安神,荣筋养髓,和胃运脾",筋髓得养,脾胃功能正常运转,身体想不健硕起来都难。

酸枣仁粥

原料: 酸枣仁10克,粳米100克,白糖适量。
制作方法:
1. 将酸枣仁洗净,放入锅中,加清水适量,浸泡5～10分钟,水煎取汁;
2. 粳米淘洗干净,与酸枣仁汁一同煮粥,待粥将熟时,加白糖,继续煮1～2沸即成。

营养功效: 养心安神,生津敛汗;适用于心肝血虚所致的失眠、惊悸、怔忡及体虚自汗、盗汗、津伤口渴等症。

用酸枣仁煮粥服用,对心神不安、心悸失眠、虚烦不眠等效果非常好。也可以将酸枣仁洗净研为细末，每次煮粥时，取3~5克药末放入粥中一同服食，每日服用1剂即可。

在中医典籍《金匮要略》中有一道"酸枣仁汤"，它的药物组成非常简单，但是药用效果却非凡。而且原文中说"虚劳虚烦不得眠，酸枣仁汤主之"。看整个药方的组成，就可以知道是专门为肝血不足、虚热内扰、血不养心者配制的。下面我们就一起看看这道汤是怎么制成的。

酸枣仁汤

原料：酸枣仁18克，知母6克，茯苓6克，川芎3克，炙甘草3克。

制作方法：
诸药放入药锅中，加水适量煎汤服用即可。

营养功效：清肝热，益肝血，宁心安神，除烦助眠。

茯苓宁心安神，川芎调血养肝，知母清热除烦，甘草泻火缓急，诸药与养血安神的酸枣仁合在一起，就成了充盈肝血、平抑烦热、安定心神、助益睡眠的良方。

酸枣仁的养生功效虽然很显著，但是瘦弱有火的朋友还是应该在医生的指导下正确运用，尤其是由它制成的"酸枣仁汤"更应该在专业医生的指导下辨证服用。

祛火增肥小妙招：伸懒腰滋阴

中医认为，"气为阳，血为阴"，活动量少，气血循行慢，没有足够的血液滋养，身体就会出现阴虚症状。每天晨起时伸伸懒腰，舒展四肢，促使气血周流加速，如果再配合深呼吸，则可以吐故纳新，行气活血，通畅经络关节，振奋精神。气血调和，阴阳自然也就平衡，由此就不容易出现上火等症状了。

玉竹、沙参配伍，滋阴降火人更丰美

在滋阴祛火、帮助瘦弱的人强壮身体的过程中，我们还要提到两种中草药——沙参和玉竹，之所以要提到它们，是因为其能够发挥强效的滋阴补阴作用。

中医认为，沙参味甘，性微寒，归脾、肺经，具有清肺养阴、益胃生津、清热凉血等功效，对于血枯阴亏以及气阴两虚引起的津枯液燥者，有着较好的疗效。瘦弱上火的朋友因为整个身体环境较为"干燥"，容易导致肺燥阴虚，出现干咳痰少、咽干鼻燥等症，这时候可以用沙参与麦冬、玉竹、贝母、杏仁等配伍，以起到润肺止咳的效果。

玉竹味甘，性平，归肺、胃经，具有滋阴润肺、生津养胃、除烦止咳等功效，临床常用于热病伤阴、肺胃燥热引起的咳嗽少痰、心烦口渴、虚劳发热等症的治疗。《神农本草经》记载玉竹有"好颜色，润泽，轻身不老"的作用，而这几点作用都与滋阴润燥不无关系。

将两者放到一起来介绍，因为大多时候，两者都是"携手合作"的，可谓是"形影不离"的一对好朋友。下面就为大家推荐两道由沙参、玉竹煲成的滋阴强身汤膳。

沙参玉竹猪肉煲

原料：沙参10克，玉竹10克，猪瘦肉300克，蜜枣5枚，葱、姜、盐各适量。

制作方法：

1. 将沙参、玉竹洗净；葱、姜洗净，葱切段，姜切片；猪瘦肉切小块，在开水锅中焯水洗净；

2. 将猪肉与沙参、玉竹、蜜枣、葱段、姜片一同放入砂煲中，加水适量煲汤；煮2小时左右，煮至肉熟烂时，加盐调味即可。

营养功效：滋阴养阴，润肺止咳；适用于肺胃热邪者。

生活中很多人饮食"无辣不欢"，但是辛辣食物最容易损伤阴津，会使人出现烦热口渴、口舌干燥等阴虚症状，同时还会加速人的衰老。如果你实在禁不住辣味的诱惑，同时又担心伤阴，那么在吃过辛辣食物之后，可以用玉竹和沙参一起煮汤服用，还可以在汤中加入麦冬、甘草等，就能避免这种辛辣食物对身体的伤害。

前面我们提到了老鸭的滋阴补血作用，如果用沙参、玉竹一同煲老鸭汤，那滋阴的功效就更好了。

沙参玉竹老鸭煲

原料：北沙参10克，玉竹10克，枸杞子10克，老鸭1只，姜、盐、味精各适量。

制作方法：

1. 将老鸭剁成块，在沸水锅中焯过捞出洗净，沙参、玉竹、枸杞子洗净，姜切片；

2. 砂煲中放水、鸭块、沙参、玉竹及姜片，烧沸后，撇去浮沫，再放入枸杞子，小火煲2小时左右至鸭块熟烂时，放入精盐、味精调味即可。可以经常佐餐食用。

营养功效：养阴润肺，止咳化痰；适合于阴虚体质的瘦弱者食用。

不管是沙参还是玉竹，都可以单用于药膳中，只是两者配伍滋阴的效果更强。沙参有南沙参和北沙参之分，一般的说法是，南沙参的清肺祛痰效果更好，而北沙参养阴的作用更强。沙参和玉竹的用量，及自身体质是不是适合用此药，还是要在医生的指导下应用为好。

祛火增肥小妙招：刮痧清心火

"心开窍于舌"，舌部溃疡多数是因为心火旺，有的还会出现心烦、急躁、胸闷、心慌、睡眠不佳等症状。可以在两侧手肘部中间的心包经部位涂上润滑油，用力拍打出痧即可。再配合喝苦瓜水，清心火的功效更好。

"二冬"常入膳，阴强火弱人丰润

前面说过了沙参和玉竹，在此我们还要继续为大家介绍两种滋阴降火作用非常明显的中草药——天冬和麦冬。

先说说麦冬。其味甘、微苦，性微寒，归肺、心、胃经，具有养阴润肺、益胃生津、清心除烦的功效。麦冬的药用作用最早记载于《神农本草经》，其中说它对人体有补益作用，是可以长期服用的上品。麦冬既有补的作用，又有泻的作用，主要以补为主，而且补的作用主要体现在养阴、益气、润燥上，而且以养阴为主；泻的作用主要是清热泻火，就是既清实热又泻虚火，而且以泻虚火为主。不管是补还是泻，都作用于肺、胃和心，也就是既善于清养肺胃之阴，还能清心经之热，同时还有一定的润肠通便的作用，属于一味滋清兼备的补益良药。

再说说天冬。其味甘、苦，性寒，归肺、肾、胃、大肠经，具有滋阴、润燥、清肺、降火等功效。对于天冬的药用功效，在《本草纲目》中记载"润燥滋阴，清金降火"，"金"是肺的属性，故天冬具有润燥滋阴、清肺降火的作用。《本草衍义》更是直接说它能"治心肺虚热"，说心肺阴虚内生的虚热可以通过天冬祛除。

因此，消瘦阴虚有火的朋友服用以上"二冬"最好不过了。在实际应用中，天冬和麦冬经常会同时用，特别是由"二冬"制成的汤，滋阴祛体内虚邪之火的作用非常好。下面就为大家推荐一道由二冬煲的乌鸡汤。

二冬炖乌鸡

原料：天冬、麦冬、桔梗、北沙参各20克，乌鸡1只，料酒、姜、葱、盐、香油各适量。

制作方法：

1. 将天冬、麦冬浸泡1夜，天冬切片，麦冬去内梗；桔梗润透，切片；北沙参润透，切段；乌鸡宰杀后，去毛、内脏及爪；姜拍松，葱切段；

2. 将乌鸡、天冬、麦冬、桔梗、北沙参、料酒、姜、葱同放炖锅内，加水适量，置大火上煮沸后，再用小火炖煮约2小时，加入盐、香油少许调味即成。

营养功效： 养阴，益气，补肺。

在应用麦冬和天冬的时候，经常会配伍沙参、桔梗、玉竹等中药，让滋阴养阴的功效更为明显。

二冬炖猪骨

原料： 天冬5克，麦冬5克，熟地10克，生地25克，人参10克，猪脊骨200克，调味品适量。

制作方法：

1. 将麦冬、天冬、熟地、生地、人参洗净，麦冬、人参切薄片，猪脊骨洗净切块，沸水中焯去血水；

2. 把全部用料放入炖盅内，加开水适量，炖盅加盖，文火隔水炖3小时，调味即可，饮汤吃人参。

营养功效： 滋阴，颐养容颜；适用于调理气血不足、容颜无华、肾阴亏虚、面有暗斑等。

虽然天冬和麦冬都具有良好的滋阴补阴效果，但是两者的侧重点也有不同，麦冬主要清心除烦，而天冬则可以养肾阴祛虚火；麦冬能够滋养胃阴，天冬却有碍胃的功能发挥，这是因为天冬相比麦冬来说更质润多汁，清热之力多过养阴，所以有碍胃。

当然，麦冬、天冬不宜长期应用，尤其是脾胃虚寒、经常腹痛腹泻的患者要慎用这两种滋阴药物。

祛火增肥小妙招：大蒜治上火牙痛

上火常会出现牙痛的症状，用大蒜可以治疗这一症状。大蒜中含有大蒜素，这种物质可以刺激神经，消除疼痛。牙痛时只要将蒜汁涂擦痛处就能缓解疼痛。有龋齿的人牙痛时，可以将牙洞里的东西剔出来，接着塞进一些蒜泥，就能够止痛防腐。或者将大蒜去皮后隔在火炉上煨熟，趁热切开捣烂，敷在牙痛的地方，蒜凉之后再更换。这样连续换几次后，就能达到止痛的目的。

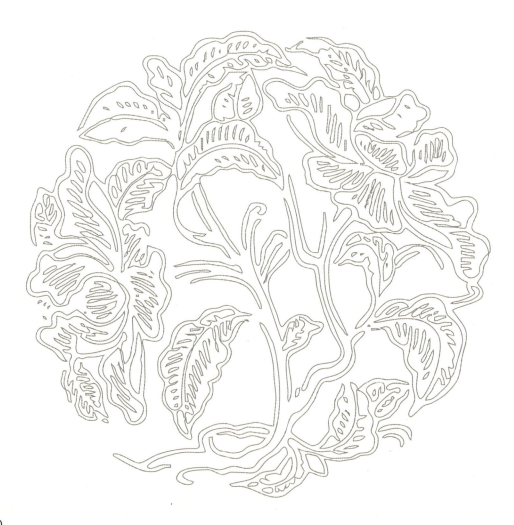

"叩齿吞津",充沛阴津浇灭瘦人的虚火

在古代没有现代这么先进的医疗设备,所以很多病症是没有办法治疗的,可是中医的神奇之处就在于,即便没有任何仪器的"透视",还是能够了解身体到底存在哪些问题,同时也"研发"出了许许多多的养生保健方法,并且流经千年,流传至今依然被人们崇尚,就比如滋阴补阴效果非常显著的"叩齿吞津"法。

我们先来说说"叩齿吞津"的"津",这里的"津"指的就是唾液。有道是"日咽唾液三百口,一生活到一百九",唾液在调理阴阳、滋养脏腑方面一点儿不逊色。

"气是续命芝,津是延年药",唾液是人体重要的阴津。早在《黄帝内经》里就有记载,说"脾为涎,肾为唾""肾为先天之本,脾为后天之本",唾液是由脾和肾产生出来的,若全部吞下,经胃肠道吸收后,再次入血,则可滋养脾肾。

"吞津"就是吞咽口水,中医非常重视咽口水的养生作用,并将口水称为"津液""甘露""金津玉液""玉泉""天河水"等,还将咽口水的养生方法称为"赤龙搅天池",李时珍更是将咽口水的方法叫"清水灌灵根"。明代的名医龚居中解释说:"津即咽下,在心化血,在肝明目,在脾养神,在肺助气,在肾生精,自然百骸调畅,诸病不生。"这也表明了咽口水的养生功效。

再来说说"叩齿",叩齿就是对牙齿进行叩击,以促进唾液的分泌。

叩齿的方法很简单,只要早上起床后,坐于床上,用上下两排牙齿相互撞击就行了,每次撞击300下左右即可。待口水慢慢变多时,分三次缓缓咽下就可以了。

除了叩齿以外,还可以用"赤龙绞海"的方法,就是转动舌头达到产生唾液的方法:首先保持心气平和、宁静,然后将舌尖轻轻抵住上腭,用舌尖在上腭处正转36次,接着反转36次,再用舌尖舔上腭,左右各摆动36次。待口中的口水增多时,便慢慢地分三次咽下。

接着用舌尖在上下牙龈上从左至右、从上至下地转圈,正反各36圈。待口水增多时,分三次慢慢咽下。

还可以在吃饭时增加咀嚼的次数,这样可以增加唾液的咽下量。曾经有

一位150岁的长寿者，在讲述自己的长寿秘诀时说，他的每一口饭或菜，都是细嚼慢咽的，至少嚼30次；喝水或饮料时则不着急咽下，要在口中保留一会儿再咽下去。所以，我们在吃饭时，也要注意细嚼慢咽，喝水时也不要急吞猛咽。

祛火增肥小妙招：摩鼻滋养肺阴

肺火大，鼻子会不舒服，经常按摩鼻子不仅可以滋养肺阴，还可以改善鼻不适的症状。方法：将两手拇指摩擦生热后，用外侧沿鼻梁、鼻翼两侧上下按摩60次左右，然后按摩鼻翼两侧的迎香穴(位于鼻唇沟与鼻翼交界处)30次。每天1~2遍。然后再取巨髎（瞳孔直线与鼻翼横线的交点处）、四百（眼眶下正中凹陷处）、通气（鼻部，眼内眦鼻侧0.1寸，直下1.5寸）、迎香（鼻翼外缘，当鼻唇沟中）、禾髎（鼻孔直下）、印堂（两眉中点处），每天不定时按摩此六穴，每穴各按摩3~5分钟，可以防燥，还可以防治鼻窦炎，增强嗅觉功能，减少鼻子的干燥不适感。

每天练练"静养功"最能滋阴长肉

中医有"动养阳,静养阴"的理论说法,说的就是动可以振奋阳气,而安静下来,则可以养阴气。对于瘦弱的阴虚有火者经常练习一些"静养功",就可以让气血和谐、阴阳平衡,让身体逐渐壮硕起来。下面就为大家推荐几种静功的练习法。

1. 静坐 静坐的主要特点就是静,不管是坐、立、卧,都以静为核心。

准备:准备一个柔软、平稳的坐垫,选择一块坚硬平地,地板也可以,沙发不行;静坐的环境光线要柔和,不能太亮,也不能太暗。

要点:首先盘脚(初学静坐的人,双脚盘不起来,可以将腿拉开,左右的幅度放宽,腿就盘起来了),让身体平正;挺直背脊(脊柱保持生理自然曲度,放松肩膀);左手在下,右手在上,放在肚脐下面,即下丹田的位置;头保持正立;舌抵上颚;眼睛半开半闭。

注意事项:注意脚、背、肩、手、头、舌、眼这几个重点部位的姿势,脸部肌肉要放松,面带微笑;静坐时要排除一切杂念。不做任何动作,仅仅感受你和呼吸的存在。每次做10~30分钟即可。每次结束静坐前,应将两掌擦热,轻轻搓脸若干次,再用两手手指自前向后梳头若干次,然后双手叠放,掌心向里,手背朝外,置于脐下三寸处3~5分钟,最后慢慢睁开眼,离座,活动手脚。

静坐不是久坐,久坐会生病,因此不要长时间静坐,要定时静坐,每天固定一个时间,比如入睡前这段时间,便可以作为静坐的时间,并且每天都坚持在同一时间静坐。

2. 睡前5分钟"腹式呼吸" 睡前太过兴奋,或者活动量太大,就会影响睡眠。睡前短短5分钟的"腹式呼吸"可以帮助快速入眠。

预备姿势:采用坐势、卧势或立势均可,甚至可以在散步时做。

练习:全身自然放松,两眼微闭(不要全闭上,要留下一丝缝隙),舌顶上腭,目视鼻尖,让意念下沉到丹田(在腹部肚脐下方1.5寸的地方);开始做深长而缓慢的呼吸。

要点:呼吸需要深、慢、柔和;在做深呼吸的同时,可以想象一些美好的事情,也可以让大脑一片空白,意念定于丹田即可;每次吸气一定要确保气能下至丹田。

每晚睡前做5~10分钟，不能低于5分钟。

3. 睡"子午觉" 每天的子时和午时好好睡上一觉，也是一种"静功"。

子时是一天当中阴气最重的时候，此时进入深睡眠最能养阴。想要此时进入深睡眠，最佳的方法就是在晚上9~11点上床睡觉。

午时阳气最旺，阴气最虚弱。中医有"阴气尽则寐"的理论，因此，在阴气最为衰弱的时候睡上一小觉同样可以起到养阴的功效。

不过午时不同于子时的深睡眠，只要一个"小憩"即可，半小时或十几分钟都可以，时间太长的话会影响阳气的振奋，从而影响工作、学习，同时又会扰乱身体的阴阳平衡，让夜晚的睡眠受到影响。

以上的几种"静功"都非常简单，而且都属于零成本的静养小功法，大家每天坚持练练，定会收到意想不到的效果。

祛火增肥小妙招：端坐捶背

端坐捶背可以通畅胸气、滋阴养阴、健肺润肺。方法：端坐在椅子上，将腰背自然挺直，两手握成空拳，向后反捶脊背中央两侧。捶背的同时要屏住呼吸，上下齿相互叩碰以生津液，当口中的津液增多时，缓缓吞咽数次。每次捶背从下向上，再从上向下，反复多次。也可以用按摩捶代替双拳敲脊背。

第四章

四季吃得好，五脏无火不消瘦

一年四季，每个季节有每个季节的特点，从阴阳的角度来说，春夏阳气逐渐旺盛起来，天气慢慢变热；秋冬阴气逐渐沉降下来，天气逐渐变冷。对于易上火的消瘦者来说，养生就要了解四季的特点，然后再针对性地做一些预防上火、清降火邪的措施。那么到底该怎么做呢？大家不妨从本章中寻找答案。

粗粮四季吃，祛火又强身

一年四季，每个季节有每个季节的特点，从阴阳的角度来说，春夏阳气逐渐旺盛起来，天气慢慢变热；秋冬阴气逐渐沉降下来，天气逐渐变冷。而对于易上火的人来说，就要了解四季的气温变化以及气候特点，然后针对性地做一些预防上火、清降火邪的措施。不管一年四季气温怎么变化，防治火邪、增强体质、强健身体，粗粮都能派上用场。下面我们就来看看四季有哪些粗粮应适当多吃。

荞麦。荞麦是一种上佳的寒凉败火的粗粮，其味甘，性凉，归脾、胃、大肠经，有健脾除湿、消积化滞、开胃宽肠、益气力等功效。它在祛火方面主要体现在祛胃火上。《本草纲目》中记载荞麦"最降气宽肠，故能炼肠胃滓滞"，就是说荞麦有降气宽肠的作用，可以消肠胃内的积滞。民间向来都有荞麦是"净肠草"的说法。其实积食就是引起胃火旺的一大原因，清理了肠胃中的渣滓，消除了积食，无疑就是消除了胃火大的隐患。

现代营养学研究也发现，荞麦的营养成分要高于大米和面粉，是老弱妇幼皆宜的大众化保健营养食品，具有抗菌消炎、止咳、平喘、祛痰等作用，因此有"消炎粮食"的美称。下面就为大家推荐一道荞麦面的做法。

荞麦面

原料：荞麦面200克，葱末、海苔丝、荞麦面酱汁各适量。
制作方法：
1. 将荞麦面放入滚水中，汆烫5～7分钟后，用网勺捞起，并迅速放入冷水中用手搓洗，以去除面条上的黏滑液，沥干水分后放在竹网上，再把海苔丝放在面条上；
2. 将酱汁放入小碗中，依个人喜好的口味，加入葱末，调和均匀，然后直接将荞麦面蘸酱汁食用即可。

营养功效：寒凉败火；适用于胃火炽盛者。

玉米。中医认为，玉米味甘，性平，归胃、肾经，具有调中开胃、益肺宁心、清湿热、利肝胆、降压降脂、延缓衰老等功效，小便不通、膀胱结石、肝炎、黄疸、高血压、高血脂的患者都可以多吃些玉米调理身体。对于祛火来说，玉米可以清利湿热，湿热其实就是一种火的体现。同时，吃玉米可以安神定惊、助睡眠，这对阴虚火旺引起的失眠等症是有效的。不过玉米不能多吃，吃太多反倒会上火。

红薯。红薯味甘，性平，归脾、肾经，具有补中和血、益气生津、宽肠胃、通便秘等功效。单是宽肠胃、通便秘这点，就能够看出红薯祛火的作用。大便不通是体内有火的表现，同时长期便秘也会使身体上火，红薯的通便作用就可以解决这一问题。吃红薯还能健壮身体，红薯中含有丰富的钾元素，能够让人精力充沛。不过，红薯的升糖指数偏高，因此糖尿病患者不宜多吃。

红薯银耳汤

原料：红薯1个，银耳10克，枸杞子10克。
制作方法：
1. 将红薯洗净去皮切块，银耳用水泡发至软，洗净掰成小块，枸杞子洗净；
2. 将泡好的银耳放入锅中，加水适量煮至软后，加入红薯块，再煮至红薯变软后，放入枸杞子，继续煮5分钟左右即可。

营养功效：滋阴降火，补气养血，宽肠通便。

如今大家对粗粮都很重视，易上火的人们只要一年四季多吃些粗粮就能清降火邪、宽肠通便，这对于强身健体来说，无疑有很大的助益。

祛火增肥小妙招：按揉合谷穴祛火

合谷穴即虎口，按揉此穴可以祛火。按揉时间不宜太长，也不宜用力过猛，以5～10分钟感到微微酸胀为宜。

春季"天干"易上火，多吃应季蔬菜人水灵

进入春季，气温虽然慢慢变得暖和起来，但气候也变得干燥、多风，这样的气候非常容易让人上火，所以，春季应多吃些应季的蔬菜防火降火。那么都有哪些蔬菜非常适合春季降火食用呢？下面我们就来一起看一看。

蒲公英。蒲公英味甘、苦，性寒，归肝、胃经，具有清热解毒、消肿散结、利尿通淋的功效，湿热黄疸、热淋涩痛、疔疮肿毒等症，都可以用蒲公英治疗调理。蒲公英作为一种遍地常见的野菜非常受大家的欢迎，每到春季，蒲公英长出来的时候，不少人就到野地或者公园去采挖，不仅美味，更重要的就是下火、消炎，对于急性热病，比如上呼吸道感染、急性肝炎、急性胆道感染等，治疗效果就不错。而且蒲公英清泻胃火的作用比黄连还要好，就算长期食用，对胃也没有太大的伤害。将它研末后服用，还可以治疗胃及十二指肠溃疡。

蒲公英粥

原料：蒲公英30克（干品，鲜品加倍），粳米100克，白糖适量。
制作方法：
1. 先将蒲公英洗净，放入锅内，清水浸泡10分钟，水煎取汁；
2. 粳米淘洗干净，与蒲公英汁一同煮粥，粥熟后加白糖调味即可。每日1剂，可连服3～5天。

营养功效：清热解毒，消肿散结；适用于急性乳腺炎、乳房肿痛、急性扁桃体炎、泌尿系感染、传染性肝炎、胆囊炎、上呼吸道感染、急性结膜炎等。

在煮粥时，如果是新鲜的蒲公英，还可以直接与粳米一同煮粥，粥熟后可以根据自己的喜好加盐或白糖调味即可。

荠菜。荠菜味甘，性凉，归肝、脾、肾经，具有和脾、清热、利

水、消肿、平肝的功效。谚语"三月三，荠菜赛仙丹"，说的就是春天多吃荠菜比吃仙丹还好。荠菜的祛火功效没有蒲公英那么显著，但是依然是大家春季可选的佳蔬。《本草纲目》中就记载荠菜可以"明目、益胃"，《新编中药学纲要》称荠菜可以"凉血止血，清热利水，降血压"。因此，大家春季时可以多吃些荠菜。荠菜煲汤、凉拌都可以，尤其是做馅最是美味，包饺子、包子都可以，煮粥也一样是一道美味。

苜蓿。苜蓿味苦，性平，归脾、肾、胃经，具有清脾胃、清湿热、利尿消肿等功效，有些热性病患者比如湿热黄疸、尿黄、目赤等，都可以多吃苜蓿。苜蓿长成后就成了一种上佳的牧草，只有春季鲜嫩的苜蓿芽才是最佳的食材。所以想要用苜蓿清火或者防止上火的朋友，一定不要错过春季采摘苜蓿芽的机会。

凉拌苜蓿芽

原料：苜蓿芽300克，盐、味精、花椒油、白糖、醋各适量。

制作方法：将苜蓿芽洗净，放入沸水中焯熟后捞出晾凉，加盐、味精、花椒油、白糖、醋拌匀即可食用。

营养功效：清热泻火，利尿消肿。

其实苜蓿生吃就可以，所以用沸水焯的时候，只要一过即可，时间不宜长，否则会影响凉拌苜蓿芽的口感。

茵陈蒿。茵陈蒿味苦，性微寒，归脾、胃、肝、胆经，具有清利湿热、退黄疸的功效，湿热黄疸患者食用效果非常显著。老百姓多称茵陈蒿为白蒿、蒿菜，春天的嫩苗可以作为蔬菜食用。李时珍就曾说："今淮扬人二月二日犹采野茵陈苗和粉作菌陈饼食之。"也指出了我国民间用茵陈入膳的习惯，茵陈可以与米粉共同做成茵陈糕、茵陈团等。俗话说："三月茵陈四月蒿，五月茵陈当柴烧。"三月份茵陈的嫩苗刚好可以采回来食用，待到四月份就成蒿了，而到了五月份的茵陈只能当柴烧了。所以，喜欢茵陈的朋友一定要抓住三月份这一大好机会，等到成了蒿成了柴时就晚了。

需要注意的是，很多人会将野菜采挖回来焯过水后放冰箱储存，但是久放的野菜营养成分会大大流失，且口感也不如刚采摘的时候。

因此大家还是将采摘回来的新鲜野菜尽早吃掉。而且对于污染较为严重地区的野菜尽量不要采挖，即便没什么污染的地区，在采挖野菜后也要彻底清洗干净再食用。尽量食用焯熟的野菜，少吃生野菜。

祛火增肥小妙招：早春吃草莓降火

早春容易上火，应季水果草莓就成了"降火第一果"，尤其对肝火旺盛的人来说，草莓既能养肝，又是祛肝火的高手。从中医角度讲，草莓性凉、偏酸甜，能养肝护肝，又因红色入心，则可祛心火。此外草莓是典型的浆果，维生素C的含量丰富，有助于人体吸收铁质，使细胞获得滋养；其含有的天然抗炎成分可以减少自由基的产生，以保持脑细胞的活跃，在这个春困的季节，还能帮助提神醒脑。不过一次性不能吃太多草莓，尤其是脾胃虚寒、易腹泻、胃酸过多的人更要控制食用草莓的量。

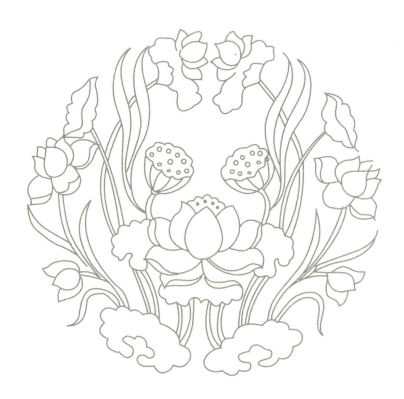

春天肝火旺，试试龙胆草药膳降肝火

中医认为，春季应肝，是说春季的特性与肝相似，所以干燥多风的春季也是肝火容易亢盛的时候，因此，春季防火，重点要从疏泄肝火入手。疏泄肝火的方法有多种，这里我们重点为大家推荐一下龙胆草。

龙胆草味苦，性寒，归肺、肝经，具有清热燥湿、泻肝胆火的作用，临床多用于湿热黄疸、阴肿阴痒、带下、湿疹瘙痒、肝火目赤、耳鸣耳聋、胁痛口苦、强中、惊风抽搐等症。它的主要功效就是清热燥湿，且泻肝胆实火的作用非常强。

春季肝气疏泄不畅，会扰乱脾胃的消化吸收功能，而龙胆草可以促进胃的消化吸收能力，能够促进胃液分泌，进而增进食欲。而且龙胆草还是治疗胃溃疡的良药。

可以将龙胆草制成药膳食用，比如可以用龙胆草煮粥、泡茶等，下面就来看看龙胆草粥的做法。

龙胆草粥

原料：龙胆草10克，竹叶20克，黑米100克。
制作方法：
1. 将龙胆草、竹叶洗净后，放入锅中，加水适量，浸泡约10分钟后，水煎取汁；
2. 黑米淘洗干净，与龙胆草及竹叶汁一同煮为稀粥即可。
营养功效：泻肝降火，清心除烦；适用于失眠兼暴躁易喜、目赤心苦、小便黄、大便秘结，属于肝郁化火者。

煮这道粥的时候，也可以不加竹叶，还可以将竹叶换成车前子、车前草等。

用龙胆草泡茶，可以单独泡，也可以与菊花、决明子等一起泡，对于祛除春季肝火来说，龙胆草和菊花一起泡最合适不过了。

龙胆菊花茶

原料：泽泻10克，菊花3~5朵，龙胆草3克，冰糖适量。

制作方法：将所有药材冲洗干净，沥干，放进茶壶里，倒入沸水后盖上盖子，闷10~15分钟，取茶杯，放一块冰糖，然后冲入泡好的汤汁，等冰糖溶化后就可以饮用了。

营养功效：利水，清热，泻肝火；适用于缓解自汗、盗汗的症状。

除了清热之外，龙胆草还是极品美容中药材，具有舒缓、镇静、滋润肌肤的作用，不管是内服还是外用，都是很珍贵的美容佳品。这一点与龙胆草的生长环境是有关的。龙胆草需要5~10年才能成熟，且它具有高耐受性，能够抵抗各种恶劣环境，而提取出来的龙胆草萃取液能够增强肌肤抵抗力，同时还具有美白和保湿的功效。

应用龙胆草防治上火时还需要注意，虽然龙胆草对胃肠有轻度的刺激作用，能促进食物的消化，但是如果大量服用的话则不利于消化，同时还可能会引起头痛、头晕、面红、心率减慢等症。

龙胆草属于大寒之物，泻火力度非常强，容易伤到体内的阳气，让身体出现不良反应，所以用龙胆草一定要对症。比如在用龙胆草治疗胆石症时，如果长期服用龙胆草，就会出现头晕、乏力、神倦等症，这就是因为苦寒的龙胆草伤了正气。

此外，春季疏泄肝火还需要注意的是，肝气不畅会犯克脾胃，致使脾胃功能虚弱，不能正常发挥其功能，因此春季在疏泄肝火的同时，还需要多吃些健养脾胃的甘味食物，这样更利于有火的人们强身健体。

祛火增肥小妙招:"荞麦粥"祛火

因为饮食或者作息不规律会导致胃火旺盛,这种火可以说每个季节都有发生,而降胃火,可以多喝些清淡的荞麦粥。因为荞麦味苦,性甘,祛火效果非常好。而且荞麦中的某些黄酮成分还具有抗菌消炎、止咳平喘、祛痰的效果,所以荞麦还有"消炎粮食"的美称。为了改善荞麦的粗糙口感,还可以在煮荞麦粥的时候加入一些黄瓜、冬瓜、肉丝等。

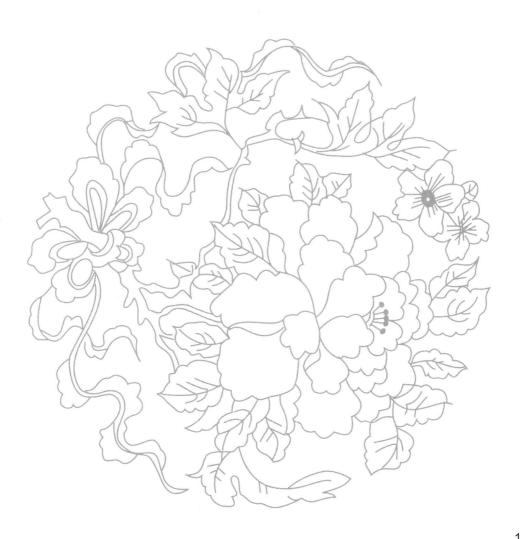

柏子仁滋心阴，夏季常吃没烦恼

与春季应肝一样，夏季应心，一入夏，心火就容易旺盛，进而出现心烦气躁、失眠多梦、口舌生疮等上火症状。这多是由于肾阴不足，不能及时浇灭心火所致。出现心火，除了平时多吃些苦瓜类的清心火的食物外，还需要避免肥腻厚味、燥烈之品，尤其是不能吃辣椒、葱、蒜等。为了抵制心烦气躁、失眠等症状出现，我们要为大家推荐一下柏子仁。

中医认为，柏子仁味甘，性平，归心、肾、大肠经，有益气血、养心安神、除湿痹、滋养心肝等功效。《药品化义》中说柏子仁可以"香气透心，体润滋血"，也就是柏子仁可以养心养血。而在《本草纲目》中也记载柏子仁可"养心气"，《神农本草经》也称柏子仁有"安五脏、益气"的功效，这些都表明了柏子仁养心的作用。

柏子仁对祛除体内的湿热也有一定的作用，比如中医典籍中就有柏子仁"除湿痹"的记载。由湿热引起的冠心病等症，也可以用柏子仁治疗。

有桃仁、酸枣仁和柏子仁"三仁"一同熬煮的粥，是养心安神、去除烦躁常服用的药膳粥，下面就来看看它的做法。

三仁粥

原料：桃仁、酸枣仁、柏子仁各10克，粳米60克，白糖15克。
制作方法：
1. 将桃仁、酸枣仁、柏子仁打碎，加水适量，置武火煮沸30～40分钟，滤渣取汁；
2. 将粳米淘净入锅，倒入药汁，大火煮沸，再转为文火熬煮成粥，每天早晚佐餐服用。
营养功效：活血化瘀，养心安神，润肠通便；适用于瘀血内阻之胸部憋闷，时或绞痛，也就是西医所说的冠心病的症状，以及心失所养引起的心悸气短、失眠等症。

方中桃仁是小乔木桃或山桃的种仁，性味苦、平，入心、肝、大肠经，有活血祛瘀、润肠通便的功效。桃仁的祛瘀功效较强，在中医药学上，常用于瘀血阻滞所致的多种病证，比如血瘀经闭、痛经、癥瘕、跌打损伤引起的瘀血作痛、肠痈、肺痈等。《伤寒论》中著名的药方"桃核承气汤"的主药就是桃仁，就是取桃仁活血化瘀的作用；《医林改错》中的血府逐瘀汤，主药也是桃仁，同样是用来活血化瘀的。这一作用也正好可以通络冠心病瘀滞不畅的血液。

酸枣仁养心安神、助睡眠、滋阴强身的功效非常好，与桃仁、柏子仁煮粥，就加强了这道粥膳的养生功效。对于有火的人们来说，适量食用这道粥膳可利于身体健康。

柏子仁炖猪心

原料：柏子仁10~15克，猪心1个，盐、葱段、姜片、味精各适量。

制作方法：

1. 将猪心用刀划开，洗净，柏子仁洗净；
2. 将柏子仁、葱段、姜片、盐、味精放于猪心内，上锅隔水炖熟食用即可。

营养功效：养心，安神，补血，润肠；适用于心悸、怔忡、失眠、肠燥便秘等。

这一剂药膳可于3天左右吃完，吃完后再炖第二次，一般吃2~3次即可见效。

柏子仁虽然有益，但是也有禁忌。首先因为柏子仁内油性物质含量较多，长期服用会让肺部更加不适，痰等异物不易被除掉，故不宜长期服用；其次因为柏子仁性寒，吃多了会伤阳气，故身体虚弱者不可多吃；再者柏子仁可通便，腹泻者如果吃了柏子仁，会加重腹泻症状。因此，服用柏子仁前一定要先了解自己的身体。

祛火增肥小妙招：不要胡乱祛火

需要注意的是，很多人往往不加思考地胡乱祛火。一些广为流传的方法虽有可取之处，但并不适用于所有人，用得不对反而让身体"火上浇油"或寒热交加。比如猛吃苦味食物祛火。苦味食物可以清泻心火，比如莴苣、苦瓜等，但是长期吃或者吃得太多，反而会损伤脾胃，出现恶心、呕吐等不适症状。

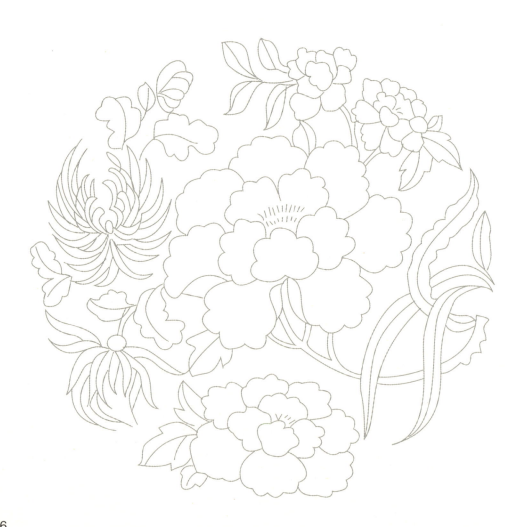

"银耳百合莲子羹"秋季防治肺火最佳品

到了秋季,天气开始变得清爽、干燥,但是肺最怕燥邪的侵袭,一旦侵袭就会出现一系列肺火症状,比如口、唇、舌、咽部的干燥、不适等症。在此,我们就为大家推荐一道非常适合在秋季润肺养肺用的"银耳百合莲子羹"。

银耳百合莲子羹

原料：莲子40克,百合10克,银耳10克,枸杞子20克,木瓜60克,冰糖适量。

制作方法：

1. 将莲子、百合、枸杞子洗净,用温水浸泡1小时,银耳用温水泡发1小时后洗净,掰成小块;
2. 砂锅中加水适量,倒入莲子、百合、银耳、枸杞子,煮沸后转小火煲1小时后,加入木瓜、冰糖,继续煮至冰糖溶化后即可关火。

营养功效：养心安神,润肺止咳。

百合银耳莲子羹是一道著名的保健汤羹,也是老少皆宜的食品。其中银耳味甘,性平,归肺、胃、肾经,具有生津润肺、益气活血、滋阴养胃、补脑强心的作用,适用于肺热咳嗽、肺燥干咳、胃肠燥热、便秘等阴虚症状。银耳自古就被誉为"长生不老药""延年益寿品""菌中之王",还有"平民燕窝"的美称,滋阴润燥的作用非常明显。因为银耳味淡,具有滋润而不腻滞的特点,是难得的清补之品,对体虚、久病初愈、不宜服用其他补药的患者及阴虚内热或内热而有出血倾向者更为适用。

百合味甘,性微寒,有养阴润肺、清心安神的功效;秋梨味甘、微酸,性凉,归肺、胃经,同样有养阴润燥的功效,自古就被尊为"百果之宗",润肺止咳、消痰降火等功效显著。

莲子味甘、涩，性平，具有养心安神、健脾止泻、益肾固精的功效，是心悸不安、失眠多梦、脾虚泄泻、肾虚遗精、食欲缺乏等患者的康复营养食品，也是中老年人强身防病、抗衰延寿的滋补品。因此，日常膳食中记得加些莲子对身体很有益。莲子养心，其实这里这个"心"主要指的是神。心主神志，经常用脑，劳心劳神，心阴耗伤严重，莲子养心神，神养好了，心阴虚的症状也能得以缓解。

其实三者还可以一起搭配秋梨、沙参、麦冬、天冬等一起煲汤，其滋阴祛火的功效更好。

当然，可能大家对银耳更为熟悉，因为平时拌凉菜、炖菜等，里面经常会见到银耳。而百合和莲子，对平时疏于养生的朋友来说可能就不太熟悉了，在此我们就特别介绍一种由百合、莲子搭配制成的药膳。

百合莲子薏米粥

原料：百合（干）15克，莲子15克，薏米30克，粳米50克，冰糖适量。

制作方法：

1. 将各料洗净，薏米用温水浸泡约1小时，百合、莲子用温水浸泡约半小时；

2. 将各料一同放入锅中，加水适量，大火煮沸后，转为小火熬煮至粥将熟时，下冰糖继续熬至冰糖溶化即可。

营养功效：健脾祛湿，润肺止泻，健肤美容。

需要注意的是，在炖煮汤羹时，最好用瓷煲或砂锅。可以用不锈钢锅或无毒铝锅。尽量不要用铁锅，以免铁离子与其中的成分发生化学反应影响疗效。

祛火增肥小妙招："吸月华"滋阴祛火

"吸月华"有良好的滋阴功效。具体方法：于每月的阴历十四日、十五日、十六日晚上，月亮逐渐到最圆、最明亮的状态时，面对月亮静坐或站立，放松身心，舌尖轻抵上腭，吸气后将月光光芒用意念送到丹田。坚持每月练习，就可以达到良好的滋阴祛火效果。

"地黄药膳方"，冬季补肾阴祛虚火少不了

冬季是补肾的季节，如果肾阴虚，那就不单单是上火了，更会伴有腰膝酸软、潮热盗汗、五心烦热等症状出现。对于此，我们要为大家推荐由地黄制成的药膳方。

地黄有生地黄和熟地黄之分。将玄参科植物地黄的根茎，采挖后除去须根及泥沙即可用的为"鲜地黄"；若将鲜地黄缓缓炕焙至约八成干或者直接晒干入药者，称为"生地黄"或"干地黄"；若经过反复加工蒸晒而成的，则是熟地黄。

生地黄味甘、苦，性寒，归心、肝、肾经，具有清热生津，滋阴养血的功效，常用于阴虚发热、消渴、阴伤便秘等症的治疗。生地黄是滋阴补肾的上品，《本草汇言》中就对生地黄有记载，说它"为补肾要药，益阴上品，故凉血补血有功，血得补，则筋受荣，肾得之而骨强力壮"。说生地黄是补肾益阴的上品，这还要归功于生地黄补血凉血的作用，血液得以补益，筋受血的滋养变得强韧，而肾受血的补益则变得更强壮，有肾所主的骨骼也变得强壮有力。

熟地黄味甘，性微温，归肝、肾经，有滋补肾阴、补养精血的功效，临床多用于肾阴亏虚所致的潮热、盗汗、腰酸、遗精等，以及精血不足引起的眩晕、心悸、唇甲色淡、健忘、月经不调等，是滋阴补肾的名药。熟地黄被历代中医学家奉为"滋真阴，补精血"的圣药，金代张元素就认为熟地黄有"补肾"的作用，"血衰者须用之"。精血是人体最根本的物质基础，精血充足，肝肾功能就正常，机体就能表现出强健的功能状态。精血不足，人就出现头晕目眩、腰膝酸软、耳聋耳鸣、须发早白、未老先衰、性功能减退等。近年来，不少的中老年人长期服用六味地黄丸，以防治老年性疾病和抗衰老，并且取得了一定的效果，而这其中一味很重要的药物就是熟地黄。《本草纲目》也说熟地黄"填骨髓，长肌肉，生精血，补五脏、内伤不足，通血脉，利耳目，黑须发，男子五劳七伤，女子伤中胞漏，经候不调，胎产百病"，这些也都表明了熟地黄滋补肝肾的作用。

对于滋阴补肾来说，不管是生地黄，还是熟地黄都能起到不错的效果。下面我们就为大家推荐两道分别由生地黄和熟地黄制成的药膳。

生地龙骨汤

原料：生地黄10克，猪龙骨500克，蜜枣1个，姜2片，盐适量。
制作方法：
1. 汤锅置中火上烧水，水开后放猪龙骨，再开后把龙骨捞起备用；
2. 汤锅洗净放冷水，中火烧开后放猪龙骨、姜片、生地黄，水再开后放蜜枣、盐，改小火煲约2小时即可。

营养功效：滋阴补肾；适合肾阴虚所致的腰膝酸软、头晕目眩、耳鸣耳聋等症。

熟地粳米粥

原料：熟地黄30克，粳米50克。
制作方法：
1. 将熟地黄用纱布包扎成药包；
2. 锅内加水适量，放入熟地黄药包用文火煎煮，经过数次沸腾后，待药汁呈棕黄色、药香扑鼻时，转为小火，最后呈微波形沸腾时，放入淘洗干净的粳米烹煮，待米仁开花，形成粥糜，呈稀薄粥状时，去掉熟地即可食用。

营养功效：滋补肾阴；适用于肾阴虚引起的面色黄暗、骨蒸潮热、不自觉地出虚汗、腰膝酸痛、身怠无力等症。

湿阻脾胃、阳虚者、脾虚泄泻、胃虚食少、胸膈多痰者，不宜服用生地黄；气滞多痰、脘腹胀痛、食少便溏者不能服用熟地黄。而且长期大剂量应用熟地黄会引起水肿。因此，不管是服用生地黄，还是熟地黄，都应该遵循医生的叮嘱。

祛火增肥小妙招：合理加湿，防燥祛火

秋冬季节容易上火，且这两个季节上火多因为"燥"，此时除了给身体补水以外，还应给干燥的空气合理加湿，这不仅有利于抵御病菌的威胁，还可以防治上火。可以通过加湿器的方式加湿，也可以放一盆水，或者常开窗通风透气等，以保证湿度在30%~60%。

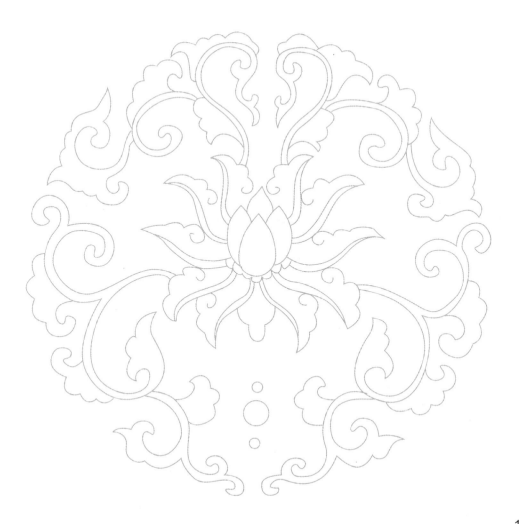

第五章
畅通经络，火气无处藏则身体健硕

经络是气血等运行的通道，经络畅通，气血运行就不会受阻，经络不通，气血等运行就会郁滞。然而人体五脏六腑都是相通相联的，经络不通，最终会让各脏腑失去"支持"，出现各种疼痛、上火等症状。而且经络不通，营养物质无法及时输送到身体各处，身体长期处于"营养匮乏"的状态中，自然会显得干瘪、消瘦。因此要想为自己增肥长胖，还需要保持经络畅通。

经络不通，火气就"养成"了

　　生活在北京等大都市的人们都有一种切身的感受：堵车！原本畅通无阻的宽阔道路，被车辆堵得水泄不通，不管是宝马奔驰，还是保时捷，想要痛快前行几步，一样难如上青天。车辆都堵在一处，大家难免会有火气、怨气，导致打架、斗殴等行为的出现，车辆剐蹭、碰撞等现象也层出不穷。而身体内的经络管道等，也如同城市中的交通，条条道道，四通八达，负责将气血、津液等物质转输到全身各处。经络畅通，气血就畅通，经络不通，也就意味着气血运行受阻。而气血运行受阻，就会出现一系列问题，其中一个就是上火。

　　为什么经络不通就容易上火呢？这一点，我们重点以肾和心为例来说一下。

　　中医治病养生很讲究五行，认为人的五脏分属五行，比如肺属金，心属火，脾属土，肝属木，肾属水。五行相生相克，五脏也是一样，而对于心和肾来说，心火需要肾水来抑制，否则心火越烧越旺，最终症状就会表现出来，比如口干口渴、口腔溃疡、心烦易怒等症，心火一直得不到抑制，耗伤心血出现盗汗、睡眠不安等阴虚火旺的症状。

　　肾水之所以无法浇灌心火，一个原因是肾水不足，也就是中医上常讲的心肾不交；另一个原因就是经络不通，原本需要通过经络上输到心部抑制心火的肾水，无法发挥其正常的作用，由此心火就烧起来了。

　　再说肝气。肝气在经络中畅通，对全身的气机起到疏通的作用；但是一旦肝气不畅，阻滞于经络中，就出现了肝火旺或者肝血虚、肝阴虚的情况。因为肝气不能正常起到疏泄作用，由此受肝的影响，其他脏腑气机也被扰乱，比如脾胃。在正常肝气的作用下，脾气得以升扬清气，胃气得以下降浊气，可是如果肝气不舒，则脾气不升，胃气不降，最终导致消化不良、腹胀、腹痛、便秘等症状表现。

　　当然，这只是在普通情况下出现经络不畅所表现出的上火症状，如果是在进补的情况下，上火症状就更容易出现了。有句话叫"经络不通，用药无功"，经络不通会影响气血运行，此时不管你用什么药物进行补益，都起不到应有的效果。若是单纯是起不到效果也就算了，但进补之物偏偏还会助生火气。就拿胃来说，经络不通，消化所得的水谷精微物质无法正常转输到身体各处，积在胃中而大为生热。

经络不通是由哪些原因造成的呢？下面我们就来简单看一下。

首先，饮食不良。现今的人很喜欢味道厚重的垃圾食品，可是这些垃圾食品中含有大量的添加剂，在人体内日积月累，无法排出体外，必将堵塞人体经络。

再者，缺乏运动。现在诸多代步工具的出现，让人们走路的时间大为降低；同时也因为工作、家庭等带来的压力，人们将大把的时间投入到工作中。如果平时再不注意加大运动量，将体内多余的垃圾、毒素等排出体外，经络就容易堵塞。

最后，长期保持一种姿势工作。长时间坐着是现今绝大多数人的工作方式，一天坐10个小时以上者大有人在。而且关键是下班之后依然不运动，还是以坐位、躺卧为主。这种情况下，如果不自主加强运动，无疑会使经络受阻。

当然，还有不少影响经络畅通的因素，比如情绪因素，经常生气也会让经络受阻。但不管怎样，平时都要注意合理饮食，多运动，保持情绪的稳定、心态的平和，以使经络畅通，让火气无处藏身，身体健硕。

祛火增肥小妙招：击头养生平阴阳

击头养生法可以平衡阴阳，健脑益智。头为诸阳之会，最怕堵也最容易堵，如果每天适度地敲击头部，就可以通经脉、促进气血循环。可直接用五指敲打，从前发际开始，密密敲打20下，然后敲击到头颈交界处，再敲击20下。然后在左右各2厘米处再各敲打1次。敲打时身体要放松，感到头在微微震动为最佳力道。

捏捏肺经，肺清气爽没有火邪扰

肺经是循行于手臂内侧的一条重要经脉，属于肺脏。中医认为，"肺为娇脏"，很容易受外邪的侵袭，引发一系列不适症状。肺主皮毛，皮肤需要肺经经气的滋养，如果肺经经气太盛，即肺经有火的时候，皮肤就会出现发红、怕热、易过敏的现象。当然，其他一些不适，比如胸闷咳嗽、气喘、咽喉疼痛，严重的甚至胸部烦闷、视觉模糊、手臂麻木等，都可以从肺经上找原因。

下面我们先来了解一下肺经的循行路线以及刺激方法等。

1. 手太阴肺经循行路线 手太阴肺经起于中焦胃部，向下联络于大肠，又回过来沿着胃上口，穿过膈肌，进入肺脏中。从肺脏沿着气管、喉咙横行出于腋下，沿上臂内侧下行，走行于手少阴心经、手厥阴心包经的前面，向下经过肘窝，沿着前臂内侧前缘，进入寸口（桡动脉搏动处），沿着大鱼际边缘，出于拇指的桡侧端。手腕后方分支，由腕后分出，走向食指桡侧端，与手阳明大肠经相接。

综上所述，可以看出，手太阴肺经属肺，络大肠，与胃、气管、喉咙相连。

2. 推肺经 沿着肺经的循行路线，用大拇指指腹用力推按上肢部分路线10～20次，直到局部发红、发热为止。在推肺经的过程中，要注意几个重点穴位：列缺、太渊和鱼际。肺经气血是从胸部开始走向手部的，因此顺应气血的流向，也就是肺经的循行路线，但是在重点刺激穴位时，也要按这个走向，从列缺开始，然后是太渊，最后是鱼际。在推肺经的时候，可以在推到这几个穴位时，加以顺时针方向的按揉，1～3分钟即可，也可以先推肺经20次左右，然后再重点对这几个穴位进行按揉，当然先后顺序不能变。

肺经循行于上肢内侧，所以平时看电视、等车等空闲时间，都可以用手掌来推一推或者拍一拍肺经。

虽然一天当中寅时肺经最旺，但此时很多人都还在熟睡中，因此，为了不影响睡眠，可以在白天的某个时间段，刺激肺经，比如在同名经——足太阴脾经时段与脾经一起进行刺激，同样可以得到良好的效果。

另外，中医认为，"秋季应肺"，秋天气候干燥，肺燥而容易生出不少疾病，因此秋季也需要多多刺激肺经，以防肺燥上火。

还要注意，不管是推肺经，还是拍打肺经，力度一定要轻，轻度拍打是补气,而用力过重就是"泻"气了。同时注意要从上向下推,即顺着肺经的循行方向推。在按揉重点穴位时,列缺和太渊两个穴位是血脉聚集的地方,按揉时要轻柔,但鱼际穴处肌肉较厚,可以稍微用力,但也不要太大。

经常推肺经,不仅可以伸展肺经,让肺脏得到锻炼和滋养,还可以防治感冒、咳嗽等呼吸系统疾病。

祛火增肥小妙招：甘蔗清肺热

甘蔗是清肺热的最佳食品之一,除了含有丰富的糖分和水分外,还含有大量对人体新陈代谢非常有益的维生素等物质。在我国南方地区,老百姓习惯用它来煲制各种汤水,清甜并带有花香味的汁水可以清热滋阴润燥。

敲敲心经，可清心火助睡眠

《黄帝内经》中说："心者，君主之官也，神明出焉。"又说，"心者，五脏六腑之大主也，悲哀忧愁则心动，心动则五脏六腑皆摇。"表明心脏是五脏六腑的统领，百病都由心脏起，魂魄、意志、喜、怒、忧、思、悲、恐、惊等都跟心有着直接或间接的关系。心脏功能正常，心经正常，人体就能保持健康；心脏功能失常，就会在心经上表现出来。

中医认为，心属火，为阳，人体当中，心阳是本源，是阳中之阳，比较容易上火。而心气通于舌，舌为心之苗，心火炽盛，火热上炎，熏蒸口舌则出现口舌生疮伴烦热不寐、口干口渴等症。要调理这些不适病症，还需要从本经入手。但这之前我们依旧要先了解心经的循行路线及刺激手法。

1. 手少阴心经循行路线 手少阴心经起于心中，出属心系（心脏与其他脏器相联系的脉络），内行主干向下穿过横膈，继续向下联络于小肠。

上肢分支：从心系向上行于肺，再向下斜出于腋窝，沿上臂内侧后缘，肱二头肌内侧，至肘窝内侧，经前臂内侧后缘到达掌后锐骨端，进入掌中，沿小指桡侧，出于末端，与手太阳小肠经相接。

上行分支：从心系向上，挟咽喉两旁，连于目系（眼球内连于脑的脉络）。

由此可见，心经联系着心、心系、小肠、肺、目系、喉咙。

2. 敲心经 心火旺，可以逆着心经循行的方向进行敲打，也就是从小指端起沿着心经的路线一路敲打到腋窝的极泉穴处，其中少府、神门、少海、极泉4穴要重点敲打。心气虚的话，就要从极泉向小指方向敲打，力度要轻。

午时，即中午11点～13点，这个时段，心经当令，而此时人的阳气也达到最盛，然后开始向阴转化，阴气开始上升。此时疏通心经，使其气血畅通对心脏乃至整个身体的调节作用都非常大。从五脏对应五季来看，夏天应心，因此，在夏天更要经常敲心经。注意敲心经时力度一定要稍重，以清泻心火。另外，在午时敲打完心经以后，最好平躺下来睡个午觉，安养心神的作用更好。

在刺激整条心经的同时，还需要重点照顾到几个穴位。

1. 劳宫穴 劳宫穴是心包经的荥穴。心包有保护心脏、代心受邪、替心行令之意，所以心为君火，心包为相火。心包相火清降，则心火自消。劳宫穴对于因心火炽盛，扰及心神，或痰火上扰，蒙蔽心包引起的癫症、癫狂、精神分裂症以及中风闭证等均有清泻心火、醒脑开窍的作用。

位置：在手掌心第2、3掌骨之间，偏于第3掌骨，握拳屈指时中指指尖处。

自我操作手法：患者右手拇指指腹点按于左手劳宫穴上，按而揉之，使穴位产生局部酸胀痛感，并活动左手手指，以加强指压的感觉，再以指腹轻揉局部放松。左右交替，反复操作，每次约10分钟，每日1～2次即可。

2. 神门穴 中医有"五脏有疾当取十二原"的说法，意思就是说五脏生了病，应该用十二正经的原穴来治疗，而神门穴就是心经的原穴，是心经气血物质由此对外输出的地方，刺激此穴就相当于为心气打开了一条通道，让郁结的心气畅通，从而调节神智，增长智慧，让心也随之安宁，具有安定心神、泻心火的作用。此外，此穴还是治心脏病的要穴，能够有效治疗心悸、心绞痛等疾患。

位置：在腕部，腕掌侧横纹尺侧端，尺侧腕屈肌腱的桡侧凹陷处。

自我操作手法：如果是为了镇静安神，缓解心神不安的症状，可以用拇指按压此穴，一次按压15～20秒，然后放开5秒，再继续按压，如此反复按压15分钟左右即可。如果是为了缓解疼痛，则要一直按压，直到疼痛舒缓为止，力道以可忍受为准。

经常刺激以畅通心经，同时对重点穴位加以照顾，那么心火就不容易"烧"起来，瘦人们的身体也就少了很多不适症状。

祛火增肥小妙招：炖雪梨汤滋阴祛火

用百合和雪梨一起炖汤服用可以滋阴祛火、清热除烦、生津泻火，十分适合于阴虚火旺、热病后阴虚以及平素易上火、体质偏热而引起的头晕头痛、口苦咽干之病证。取百合30克、雪梨1个、冰糖适量。将百合用清水浸泡一夜，次日将百合连同清水一起倒入砂锅内，再加半碗清水，煮一个半小时，待百合煮烂，加入去皮去核切块的雪梨及冰糖，再煮30分钟即成。

脾胃经"捆绑"敲打，强脾气、退胃火，人不消瘦

前面说过了，有火的瘦人朋友通常胃火大、脾气弱，其实，这跟脾胃经不畅通也有一定的关系。在此我们就为大家具体介绍一下这两条经络。

首先是脾经。

1. 足太阴脾经循行路线 足太阴脾经起于足大趾内侧端，沿足大趾内侧赤白肉际，上行过内踝的前缘，沿小腿内侧正中线上行，与足厥阴肝经相交，出行于肝经之前，向上经过膝关节和大腿内侧前缘，进入腹部，属脾，络胃，向上穿过膈肌，沿食道两旁，连系舌根，散于舌下。

胃部分支：从胃分出，上行通过膈肌，注于心中，与手少阴心经相交。

2. 推揉脾经 打通脾经最好的方法就是推揉，具体方法：从腹部推揉至大腿内侧，顺着脾经的循行线路，由小腿内侧开始，向上推揉到大腿内侧，再往上到腹部，手握空拳，用掌面一侧大鱼际部，顺着气血的走向，先推小腿，再推大腿，最后是腹部，先用左手推右侧的脾经，再用右手推左侧的脾经，每侧10分钟，每天推揉1次，长期坚持。

在推揉的过程中，为了加强防治的效果，还可以重点按揉以下几个穴位：隐白穴、三阴交、阴陵泉、血海穴。

上午9～11点是巳时，脾经当令，如果脾经上有不通畅的地方，此时推揉效果最好。除了这个时间段以外，其他任何时间，只要有空闲，随时也都可以推揉。

另外，根据中医"长夏应于脾"的说法，长夏时节（小暑至立秋这个时段）暑湿严重，脾土最恶暑湿，此时更要多刺激脾经。

其次是胃经。

1. 足阳明胃经循行路线 足阳明胃经起于鼻翼旁，挟鼻上行至内眼角，与足太阳膀胱经相交，向下沿鼻外侧，进入上齿中，又出来环绕口唇，向下左右两脉交会于颏唇沟处，再向后沿下颌骨后下缘到大迎穴处，沿下颌角上行过耳前，经过下关穴，沿发际，到达额前。

面部分支：从大迎穴前方下行到人迎穴，沿喉咙向下后行至大椎，折向前

行，入缺盆，下行穿过膈肌，属胃，络脾。

下行分支：从缺盆出体表，沿乳中线下行，挟脐两旁，下行至腹股沟。

胃下口分支：从胃下口幽门处分出，沿腹腔内下行，与直行之脉会合，而后下行大腿前侧，至膝膑沿下肢胫骨前缘下行至足背，入足第二趾外侧端。

腿部分支：从膝下3寸处分出，下行入中趾外侧端。

足背部分支：从足背上分出，前行入足大趾内侧端，与足太阴脾经相交。

2. 敲胃经 敲的时候要按照胃经的循行路线一路敲打下来，因为胃经在面部有一部分循行，这部分可以将双手微张，然后用十个手指腹轻轻用力从上向下叩击。其实我们每天早上7点～9点间正好会洗脸，因此，可以利用洗脸擦润肤品的机会，对脸部的胃经加以刺激，多揉一揉，平时或许你将润肤品擦匀就可以了，但以后可以在擦匀之后，继续做擦脸动作10次左右，虽然看似简单，但实际功效却非同寻常。而且不止胃经在脸部有循行路线，其他一些经脉在脸部也有循行路线，因此，擦脸的动作可以顾及多条经脉。

到颈部时，可以用手掌轻轻拍打，到大腿部位时，因为腿部肌肉较多，因此可以改为捶打的方式。

不过在说到敲打经络时，中医有句话叫"宁失其穴勿失其经"，也就是说不一定每个穴位都顾及得到，但整条经络却要刺激到。因此，我们在敲打胃经时，可以根据前面给出的循行路线进行敲打。最初可以参照穴位图，慢慢熟悉后，没有循行路线图一样能很自然地敲打。敲打时以让局部产生酸胀感为宜。

早上7点～9点是辰时，此时胃经当令，经过一夜的身体消耗，此时正是给胃经补给能量的时候。而在饭后半小时到一小时，敲打胃经，调理胃肠的作用最佳。

注意刚吃完饭时不要敲打胃经，此时血液都集中在胃内进行消化，一旦敲打，气血运行他处，胃就无法充分消化食物。

还要注意由上向下敲时是补，由下向上敲时是泻。脾胃虚弱、胃口不佳的时候可以从上向下敲，而胃火较大时，要从下往上敲。

脾经和胃经都畅通了，气血生化源源不断，易上火的瘦人朋友们身体定会逐渐强壮起来。

祛火增肥小妙招：秋梨膏祛火消痰

秋季有痰火，可以用秋梨膏，瘦人吃了能变胖，秋梨被誉为"百果之宗"，具有润肺清痰、降火除热、镇静安神、消炎止痛的作用。

常敲肝经，让火气"旺"不起来

肝起着疏泄全身气机的作用，肝经舒畅，肝气运行畅通无阻，全身气机就畅通，肝经不畅，全身气机受阻，气血郁滞，各种"火气"就跟着来了。因此，畅通肝经对降火祛火起着关键作用。

肝经循行路线不长，穴位也不多，但作用却非常大，因为肝经与肝、胆、胃、肺、膈、眼、头、咽喉都有联系。肝经气血循行不畅，就会出现腰痛不能伸、面色晦暗、咽干、胸闷、腹泻、呕吐、遗尿、腹部两侧疼痛等症，因此，平时做好对肝经的刺激工作非常重要。下面就来具体了解一下肝经。

1. **足厥阴肝经循行路线**　足厥阴肝经起始于足大趾背毫毛部，向上沿着足背内侧，离内踝一寸处，上行小腿内侧，离内踝八寸处，与足太阴脾经相交，向上入膝腘窝内侧，沿着大腿内侧进入阴毛中，环绕阴部，至小腹，夹胃旁，属于肝，络于胆；向上通过膈肌，分布于胁肋部，沿气管之后，向上进入颃颡，连接目系（眼睛与脑的联系），上行出于额部，在头顶处与督脉交会。

目部分支：从"目系"下向颊里，环绕唇内。

肝部分支：从肝分出，穿过膈肌，向上注于肺，与手太阴肺经相接。

本经属肝，络胆，与胃、肺、咽喉、外阴、目、脑等相联系。

2. **敲肝经**　肝经主要集中在大腿的内侧，操作时可以采用平坐的姿势，将一条腿平放在另一条腿上，然后手握空拳，从大腿根部一直敲打到脚部，或者用按摩捶敲打。也可以平躺在床上，一条腿伸直，另一条腿向内弯曲，然后由另一人来帮忙敲打。每条腿敲3～5分钟。

还可以用真空拔罐器拔罐，罐留在皮肤上10～20秒即可，甚至可以拔上去就拿下来。只要皮肤有一点红色即可，千万不要拔出红印子，可以沿肝经拔，连续拔3～4次。

按照时辰养生来说，丑时，也就是凌晨1点～3点肝经当令。肝藏血，中医认为"卧则血归于肝"，此时段应进入深度睡眠中，才更利于肝血的代谢。因此肝经当令的时候不宜敲打肝经，最好在同名经，即手厥阴心包经当令的时候敲打，即晚上19～21点，与心包经一同进行敲打刺激。

另外，春应肝，春季应加强对肝经的锻炼和刺激。

对肝经的刺激，更侧重于泻，因此敲肝经，力度要稍重一些，并且要慢、要长，且要进行逆敲。

在刺激肝经的同时，也可以配合擦两肋，因为肝经不舒，胁肋就会胀痛不适，表示肝经受阻。此时擦两肋，可疏通肝经。

方法：身体直立，全身放松，将双手搓热，手心贴于腋下，沿着双肋一直推擦至两腰间，反复多次推擦。推擦之后，还要重点照顾到章门穴、京门穴和大包穴，可以在这3个穴上各旋按36次；也可以屈曲双臂肘关节，呈45°角，两肘向两侧上方抬起，体力不支者可适当放低，然后两肘同时向内叩击，以肘尖叩击两肋，由轻到重，速度、用力平稳一些，最好带有一定的节律，反复叩击20次左右，同时重点叩击章门、京门、大包等穴位，大包穴在腋下不容易叩击到，因此在叩击完章门、京门穴之后，可以用拳头轻轻敲打大包穴。

章门穴、京门穴和大包穴是疏肝理气的特效穴，刺激这3个穴位，能起到健脾理气、舒肝解郁、调和肝胆脾胃、防治虚劳的作用。下面我们具体来说说这3个穴位。

章门穴位于腋中线，第一浮肋前端，屈肘合腋时，肘尖尽处即是此穴。章门穴是肝经的门户，若肝经火气上炎、肝风上亢，到了章门穴就被拦截住了，因此肝火上炎、肝气郁滞的人，常会感到此穴处疼痛。

京门穴又被称为气府、气俞，属于足少阳胆经，在侧腰部，章门后1.8寸，当第十二肋骨游离端的下方，按摩此处也可以起到宽胸理气的效果。

大包穴属于足太阴脾经，位于侧胸部，腋中线上，第六肋间隙处，被称为"脾之大络"，对于散布脾经精气有很好的作用，人体食物的运化，四肢、肌肉都有赖于脾，而肝木克脾土，按摩大包穴可以将肝经火气很好地散发出去。

肝经畅通了，全身都会感到舒服，此时上火等症状就能避免。因此易上火的瘦人们尽量不要让肝经郁阻。

祛火增肥小妙招：龟苓膏润燥祛火

龟苓膏是润燥祛火、滋阴补肾、润肠通便的最佳零食之一，经常熬夜、容易上火、便秘以及有痤疮的人非常适合吃。龟苓膏最适合在晚上作为夜宵吃。不过龟苓膏属于寒性食物，胃寒、脾虚、空腹、经期和孕妇不宜吃。

推推肾经疏通"肾水"灌溉全身浇灭火

肾主水，体内阴津的充沛与否与肾水有着直接的关系。民间关于保养肾经的口诀："腹部肾经要常推，脚上肾经有宝贝，涌泉照海和太溪，生命之水'肾'上来。"说的是要经常推揉循行于胸腹部的肾经。"脚上肾经有宝贝"表明脚上有几个重点穴位要照顾到，涌泉穴、照海穴和太溪穴都要常刺激。而且肾经在下肢的穴位，都集中在脚踝上下及脚上，推揉不太方便，因此，重点穴位就显得尤为重要。

足少阴肾经属肾，经脉上虽然穴位太多，只有27个，但却是与人体脏腑器官联系最多的一条经脉，主要循行于下肢内侧和躯干的前面，沿着前正中线的两侧。主治妇科病、前阴病、肾、肺、咽喉病及经脉循行部位的其他病症。

下面我们就来具体看看肾经的循行路线以及刺激方法。

1. 足少阴肾经循行路线　足少阴肾经起于足小趾之下，斜走于足心，从舟骨粗隆的下方出来，沿着内踝后缘，向上沿小腿内侧后缘，到达腘窝内侧，上行经过大腿内侧后缘，进入脊柱内，穿过脊柱，属于肾，联络膀胱。

由肾分支：从肾上行，穿过肝脏和膈肌，进入肺，沿着喉咙，到达舌根两旁。

由肺分支：从肺中分出，联络心，注于胸中，与手厥阴心包经相接。

此经属肾，络膀胱，与肝、肺、心、喉咙、舌根相联系。

2. 推肾经　取或坐或站姿势，用手掌或手握空拳，沿着正中线从心口至小腹上下推揉，可以隔着一层薄衣服推揉，每次推揉5～8分钟，每天推揉1次。

酉时即下午的17～19点肾经当令，在此时推揉肾经或者刺激重点穴位，所获得的效果最佳。

另外，四季中，肾应冬，因此冬季也是最适合养肾、推肾经的时节。

此外，一定要照顾到肾经上的几个重点穴位即涌泉穴、照海穴和太溪穴，照海穴我们之前介绍过了，在此就具体介绍一下涌泉穴和太溪穴。

1. 涌泉穴

位置：在足底部，卷足时足前部凹陷处。

自我操作手法：刺激涌泉穴有多种方法，下面我们就说其中几种。

艾灸：将艾条点燃，对准涌泉穴进行温和灸，每次灸10~15分钟，每天灸1

次。艾灸结束后，要喝一杯温开水。

贴敷法：可以将吴茱萸打碎，用醋调成糊，贴在此穴上，用胶布固定，还可以将桃仁、杏仁、栀子、胡椒、糯米等，打成细粉，然后用鸡蛋清调成糊状，每天睡前贴敷在涌泉穴上。

按揉：洗净双脚，然后用手指直接按揉此穴3～5分钟，每天睡前按揉1次。

除此之外，还可以采用拍打的方法，或在脚底下踩一些球类等，都可以起到刺激该穴的作用。

涌泉穴是防治疾病与养生的一大要穴，有火的瘦人们经常对此穴进行刺激，就可以让身体逐渐健壮起来。

2. 太溪穴

位置：在足内侧，内踝后方，当内踝尖与跟腱之间的凹陷处。

自我操作手法：

按摩：最好在每天17点～19点肾经当令的时候，按摩此穴。可以用拇指按揉，也可以借助按摩棒或者光滑的小棒按揉。每次按揉5分钟左右，以有酸胀感且有麻麻的感觉为宜。

艾灸：于临睡前对此穴进行艾灸，每次灸15分钟左右即可。可以采用温和灸，即将艾条对准太溪穴，在距离1厘米左右处进行艾灸。

在刺激太溪穴时，很多人一点儿反应也没有，尤其是身体非常虚弱的人，不管怎么刺激，都没有任何反应，如果对着此穴向下按的话，还会一按就凹陷下去。这种情况就表明气血严重不足了，此时一定要坚持对此穴进行刺激，直到有感觉为止，一般感觉到痛了，就表明起作用了。而如果一开始刺激就有痛感，则要坚持刺激它，直到不痛为止。

疏通了肾经，肾水能够转输畅通，身体就不易"着火"。因此瘦人们应该将对肾经的疏通重视起来。

祛火增肥小妙招：少嗑瓜子

很多人爱嗑瓜子，但嗑瓜子吐瓜子皮时会将口水一并吐掉，从而耗伤体内的阴津，出现上火的症状。因此，爱嗑瓜子的朋友要节制一下，一次不能吃太多，一旦出现口干、没食欲等情况，要记得多咽几次口水。